APERÇU SUCCINCT

DE

LA FIÈVRE JAUNE.

PARIS, IMPRIMERIE DE A. BELIN,
rue des Mathurins S.-J., n. 14.

APERÇU SUCCINCT

DE

LA FIÈVRE JAUNE,

TELLE QU'ELLE A RÉGNÉ DANS L'ANDALOUSIE
EN 1820,

AVEC LE MODE DE TRAITEMENT ADOPTÉ A CETTE ÉPOQUE;

PRÉCÉDÉ

D'UNE COURTE ESQUISSE TOPOGRAPHIQUE DU PAYS.

Traduit de l'Anglais

Du Docteur O'HALLORAN;

Par M. ***,

AUTEUR ET TRADUCTEUR DE PLUSIEURS OUVRAGES.

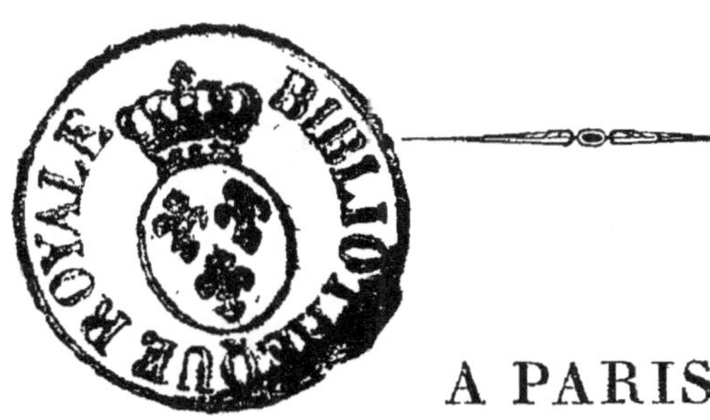

A PARIS,

Chez { CREVOT, Libraire, rue de l'École de Médecine, n. 3;
BÉCHET, Libraire, place de l'École de Médecine;
GABON, Libraire, rue de l'École de Médecine.

1824.

PRÉFACE

Il n'est point de fléau plus redoutable pour l'espèce humaine que la fièvre jaune : la prévenir s'il est possible, et surtout la détruire promptement, lorsqu'elle commence à se manifester, doit être le premier soin comme le premier devoir des membres de la société qui ont pris sur eux l'honorable responsabilité de veiller sur la santé de leurs semblables ; c'est donc aux gens de l'art de tous les pays que j'ai cru devoir soumettre des observations, dont le principal mérite est de présenter un tableau aussi vrai que fidèle de cette maladie.

Ceux qui se livrent en Espagne à la pratique de l'art de guérir, éprouvent, par le seul obstacle des localités, de grandes difficultés pour combattre et détruire cette formidable épidémie. Sur toutes les parties du territoire Espagnol, l'art du pharmacien est encore dans son enfance, on ne connaît la chimie que de nom, et les pharmaciens sont si mal approvisionnés, qu'il est difficile aux médecins de pouvoir améliorer autant qu'ils le désireraient le sort de leurs malades.

Indépendamment des privations en tout genre, triste résultat de la pauvreté, les Espagnols montrent l'insouciance la plus apathique pour tout ce qui chez les autres peuples peut concourir à rendre la vie agréable. A l'exception de quelques individus de la plus haute classe, les Espagnols ne se font pas la plus légère idée des jouissances du luxe ; ils traînent lentement une misérable existence qui serait insupportable pour tout autre peuple, et surtout pour les Anglais.

Les bains chauds, remèdes si inappréciables dans la fièvre jaune, ne peuvent être obtenus qu'avec une extrême difficulté, et, en général, il est impossible d'en avoir ; j'en ai fait moi-même la triste expérience pour les malades que j'ai eus à traiter, et j'ai eu la même difficulté pour mettre en usage plusieurs autres moyens curatifs.

Les salutaires effets qui ont résulté de l'usage multiplié de la lancette sont des preuves convaincantes de l'utilité de la saignée; lorsque la fièvre jaune commence à se manifester, c'est un remède que je n'hésiterai point à employer fréquemment dans les premiers jours de l'attaque, sauf à cesser d'en faire usage, lorsque la faiblesse devient trop grande ou que de nouveaux symptômes indiquent le besoin de nouveaux remèdes : les médecins Espagnols ne sont dans aucun cas partisans de la saignée. J'ai observé (et je crois essentiel d'en faire mention) que toutes les fois que l'emploi du mercure était suivi de la salivation, le malade guérissait promptement; j'ai toujours, et sans aucune exception, obtenu le même résultat pendant tout le temps qu'a duré cette maladie, et la certitude de ce fait est tellement démontrée à mes yeux que je garantirais la guérison de tout malade chez lequel l'emploi du mercure aurait pu opérer la salivation; j'insiste sur l'état de ptyalisme, parce que j'ai vu plusieurs malades dont les dents et les gencives étaient ulcérées sans aucun écoulement salivaire, et qui par ce motif ne purent guérir.

J'ai commencé cet ouvrage par une courte esquisse topographique de l'Andalousie, et j'espère que plusieurs personnes m'en sauront gré.

APERÇU SUCCINCT

DE

LA FIÈVRE JAUNE,

TELLE QU'ELLE A REGNÉ EN ANDALOUSIE EN 1820.

CHAPITRE PREMIER.

Esquisse topographique de l'Andalousie, Situation et Climat, Usages et Coutumes de ses habitans.

L'ANDALOUSIE, la province la plus au sud de l'Espagne, est située le long des côtes de la Méditerranée et de l'Atlantique, jusqu'au point de réunion des deux mers; elle forme un quadrangle oblong et irrégulier de quatre-vingt-sept lieues de long de l'est à l'ouest, et d'environ quarante de large du nord au sud. Ses limites sont le Portugal à l'ouest, l'Estramadure et la vieille Castille au nord, la

Murcie à l'est, la Méditerranée et l'Atlantique à l'est sud-est, sud et sud-ouest; elle est aussi bornée par de hautes montagnes qui la séparent des provinces adjacentes et la coupent en différentes directions; quoiqu'elle soit en grande partie montagneuse, elle possède un grand nombre de belles prairies et de fertiles vallées.

Cette contrée, sans contredit la plus riche de toute l'Espagne, fut autrefois divisée par les Maures en quatre districts auxquels ils avaient donné le nom de royaumes, *Jaen*, *Cordoue*, *Grenade* et *Séville*; mais comme les observations que je serai à même de faire dans le cours de cet ouvrage s'appliquent essentiellement, si ce n'est pas même seulement à la province de Séville, je m'attacherai particulièrement à décrire la situation locale de ce district, ainsi que les usages et coutumes de ses habitans.

Séville occupe l'extrémité occidentale

de l'Andalousie. Son territoire de forme irrégulière compte cinquante lieues de l'est à l'ouest, et vingt-cinq du nord au sud; il est limité à l'est par la province de Cordoue, à l'est et à l'ouest par celle de Grenade, au sud par l'Atlantique et le détroit de Gibraltar ; à l'ouest par le royaume des Algarves et au nord par l'Estramadure. Ses principales villes sont Séville sa capitale, Cadix, Puerto Santa-Maria, Puerto - Real, Ecija , Ossuna et Xeres de la Frontera; ses rivières sont le Guadalquivir, Quadalete, Quadayra, Guadiana, Saltes, Tinto, Odiel, Chanca, Verde, Barbate, Xenil, Las Fegieas, Camdon et San-Pedro. La rivière Tinto, qui tire son nom de la couleur jaune de ses eaux, prend sa source dans les montagnes de la Sierra-Morena, et se jette dans la Méditerranée près de Huelva; ses eaux produisent des effets d'une nature extraordinaire; elles pétrissent et endurcissent le sable; elles réunissent et cimentent ensemble, en moins d'une année, toutes les pierres que le hasard ou le courant font trouver en contact les unes avec les autres; elles flétrissent les plantes et les racines d'arbres qu'on y plonge, et changent en jaune leur couleur naturelle : on ne voit point de verdure sur ses bords; le poisson ne peut vivre dans ses eaux; si on en donne au bétail, elles détruisent les vers; mais les chèvres sont les seuls animaux qui paraissent en boire sans répugnance.

Les principales montagnes de cette province sont la Sierra Leyta, la Sierra de la Ronda et la Sierra de Constantina. Cette partie de son territoire est la plus belle et la plus fertile. Celle qui est enclavée entre le Guadalquivir et la montagne de la Ronda, forme une plaine oblongue, irrégulière, coupée par de petites collines ou éminences à peine élevées au-dessus du niveau de la mer et de la rivière, tandis que les différentes parties de la plaine entre Séville et San-Lucar, d'un côté, Arcos et

Puerto-Real de l'autre, sont sujettes, après de fortes pluies, à de grandes inondations, par le débordement du Guadalquivir sur la gauche, de la Quadalete sur la droite, et par des ruisseaux qui coulent des montagnes et se changent en torrens à la moindre pluie.

La plaine la plus vaste du district de l'Andalousie est celle qui s'étend depuis Chiclan, Puerto-Real et Puerto Santa-Maria, jusqu'aux approches de la ville de Xerès, au lieu où est situé le couvent des Chartreux, en suivant les bords du Quadalete qui coule à travers le pays pendant l'espace de seize ou dix-sept milles, et après avoir décrit un cours demi-circulaire vient se réunir au Guadalquivir.

Cette plaine, entièrement dégarnie de bois, est ordinairement inondée pendant les fortes pluies de l'hiver et du printemps, et n'est jamais entièrement à sec, même pendant les plus fortes chaleurs de l'été. A son extrémité et non loin de San-

Lucar, une rivière prend sa source, circule quelque temps au milieu des vallées les plus délicieuses qu'il soit possible de trouver en Europe, et se jette dans le Quadalete, dans un lieu appelé Portal, près le couvent des Chartreux. On pourrait juger, en examinant attentivement le lit de cette rivière qui est en partie à sec, qu'il y avait eu, dans des temps plus reculés, une communication établie entre le Guadalquivir et le Quadalete; car on y retrouve dans toute sa longueur les traces du lit d'un canal. C'est au pays traversé par cette rivière, et qui est inondé pendant la plus grande partie de l'hiver, que quelques auteurs supposent que les anciens ont donné le nom de Champs-Élysées, tandis que la rivière qui la traverse s'appelle Quadalete ou fleuve d'Oubli. Il n'est peut-être pas étonnant qu'une plaine située à la proximité de ces rivières eût été appelée le champ du bonheur; mais j'ai de la peine à concevoir comment on a pu prendre pour le célèbre Léthé, une rivière limoneuse bordée des deux côtés par des marais très-étendus, depuis Puerta Santa - Maria jusqu'aux montagnes voisines d'Arcos, et sans aucun arbre qui embellisse ses bords.

J'ai déjà fait observer à mes lecteurs que la rivière qui traverse cette délicieuse contrée prend sa source dans le Guadalquivir, à l'extrémité de la plaine dont je viens de donner la description, et coule dans une direction opposée de manière à décrire un demi-cercle en entourant la partie marécageuse du pays et l'immense plaine à l'extrémité de laquelle on voit la ville de Xerès placée sur une élévation. Cette ville est située à la distance de trois lieues de San - Lucar, deux de Puerto Santa - Maria, deux et demi de Puerto-Real, cinq de Medina-Sidonia, quatre de Cadix, quinze de Séville, cinq d'Arcos, quatre de Chiclana, trois d'Isla, trois de Rota, et vingt de Cordoue.

De Xerès de la Frontera on découvre, à une grande distance, les bords de la Quadalete et le couvent des Chartreux, qu'on appelle les Champs - Élysées, les villes d'Arcos et de Medina-Sidonia, les montagnes voisines; et, en montant sur une petite éminence à l'extrémité au nord-ouest, on voit le beau paysage des environs de San-Lucar, le Guadalquivir et la plus grande partie des plaines qui conduisent à Séville. D'après ce que je viens de dire, on pourra juger que la ville de Xerès, quoique environnée d'un très-beau pays, est presque entourée pendant les plus fortes pluies, de marais, dont le plus petit est près de la ville et le plus grand à la distance d'environ trois milles. C'est à la situation locale de Xerès qu'on peut en grande partie attribuer le nombre de fièvres *intermittentes et rémittentes* qui attaquent ses habitans. Elles sont difficiles à traiter, et souvent se terminent d'une manière fatale pour les malades. Le pays

au nord et au nord-est de la ville est entièrement plat; celui au nord-ouest mon-
tagneux; le sol de ces terrains est sablon-
neux; mais avec le secours des engrais
qu'on se procure à peu de frais, il produit en grande abondance des légumes de
toute espèce. Le sol, dans l'intérieur, surtout sur les éminences, est composé de
terre glaise et de chaux mêlées ensemble
dans des proportions qui varient selon les
degrés d'élévation. C'est sur ces terrains
élevés que croissent les vignes qui produisent les meilleurs vins de ces contrées.
On suppose que la bonne qualité du vignoble dépend en grande partie de celle
du sol, et on préfère, pour ce genre de
culture, les collines, parce qu'on y trouve
plus que partout ailleurs une plus grande
quantité de chaux à la surface.

Xerès, qui occupe une circonférence de
trois milles et contient une population
de quarante mille âmes, était du temps
des Maures une ville très-importante; elle

était entourée de murailles épaisses et élevées, célèbres par les quatre portes que
l'on y remarquait; une partie de ces murailles et deux portes existent encore au-
jourd'hui et sont en assez bon état. Le
reste des murs dans la partie de l'est a été
détruit pour l'agrandissement de la ville
qui n'était pas originairement le quart de
ce qu'elle est à présent. L'intérieur de
Xerès correspond peu avec la beauté des
campagnes environnantes; on y trouve à
la vérité quelques rues larges et assez bien
pavées, et dans le centre de la ville quelques maisons élevées et bien aérées; mais
dans les autres parties, à l'exception de
deux petits carrés, les maisons sont mal
bâties, les rues étroites et mal pavées, ou
ne le sont pas du tout; ce qui est le plus
fâcheux, c'est qu'en général les rues, dans
toute leur longueur, sont remplies, dans le
milieu, d'ordures de toutes espèces provenant de chaque maison, et qu'il reste à
peine aux passans un sentier étroit où il

soit permis de marcher avec propreté et sûreté. On voit dans toutes les rues, presque sans exception, des étangs d'eau noire et puante; les espaces intermédiaires sont couverts de fumier desséché, qui, déplacé par la roue d'une voiture ou par tout autre accident, répand une odeur insupportable pour les personnes qui n'y sont point accoutumées; non-seulement elle inspire du dégoût, mais cause fréquemment des nausées et des maux d'estomac. Cet état misérable de la ville doit être en grande partie attribué à la rareté des égouts qui pourraient dégager les rues des immondices de toute espèce que l'on y jette journellement et à toutes les heures, et qui y restent constamment pour attester la malpropreté des habitans. Quelques unes des rues des faubourgs, habitées par la classe la plus pauvre, sont boueuses au-delà de toute expression ; un cheval peut s'y enfoncer jusqu'aux genoux, tandis que les piétons avancent, non sans danger, dans des sentiers si étroits qu'à peine s'ils permettent à deux personnes d'y passer de front. Les maisons sont basses, mal aérées, remplies d'habitans, et leur intérieur est en général de la plus extrême malpropreté ; les façades en sont presque toujours prolongées ; une porte placée au centre sert d'entrée dans la maison et conduit à une cour carrée, ordinairement placée sur le derrière pour la jonction de quatre corps-de-logis différens, qui servent de demeure à plusieurs familles. Ces maisons, qui n'ont le plus souvent qu'un étage, deviennent insupportables à habiter, étant exposées à la chaleur immédiate des rayons d'un soleil brûlant. Pendant l'été et l'automne, les tuiles qui en forment la couverture sont échauffées à un tel degré que l'intérieur est alors un véritable four insupportable pour les personnes qui ne sont point accoutumées à cette chaleur étouffante et mal saine. Il arrive souvent dans ces demeures que chaque chambre est l'asile d'une famille entière. Une seule porte communique le jour et la lumière à une ou plusieurs pièces, où quelques misérables effets sont entassés ensemble. On y manque des commodités les plus indispensables à la vie, excepté quelques couvertures étendues sur la terre et sur lesquelles couchent ceux qui sont attaqués de la fièvre, ou de toute autre maladie, placés séparément dans un coin de la chambre, tandis que le reste de la famille en occupe jour et nuit les autres parties, sans la moindre répugnance ni la plus légère crainte de danger.

C'est surtout d'après les circonstances que je viens de décrire, lorsque douze ou quinze personnes à la fois occupent une chambre mal aérée, que cette maladie exerce ses plus grands ravages. Il est bien rare alors qu'une fois attaquées de ce mal, elles puissent en revenir.

L'habillement des Espagnols natifs de cette province, consiste en culottes, guè-

tres de cuir, une courte jaquette, une
grande redingotte non boutonnée, un
grand chapeau rabattu et un manteau d'é-
toffe grossière qui sert souvent de couverture. Tous ces vêtemens sont des plus
communs; et comme la propreté de sa
personne est ce qui occupe le moins un
Espagnol, à l'exception d'une chemise
blanche, il change rarement d'habits;
ou ne les quitte que momentanément
pour en ôter la vermine dont les classes
les plus pauvres fourmillent; elles sont
néanmoins mieux vêtues que celles de la
plupart des autres contrées, et il existe
dans leur costume une uniformité très-
propre à en imposer aux étrangers, qui
croient au premier coup-d'œil que les Espagnols surpassent tous les autres Euro-
péens par la propreté comme par la dignité du maintien; mais, dans la réalité,
cette supériorité est bien loin d'exister;
car malgré tous les avantages dont la nature les a doués sous tous les rapports, ils

portent à un excès vraiment déplorable la négligence de leurs personnes et de tout ce qui y est relatif. Il n'est point rare de voir les femmes se tirer mutuellement les poux qui abondent dans leurs cheveux, et rendre le même service à leurs amis du voisinage, sur la porte de la rue, même dans les endroits les plus fréquentés de la ville, et ensuite, sans s'être même lavé les mains, s'asseoir en groupe pour partager le repas commun qui disparaît rapidement; tous mangent au même plat sans cuiller, couteau ou fourchette, les doigts étant le seul instrument dont ils se servent pour cet usage.

Néanmoins les Espagnols d'une classe plus élevée sont assez propres et leur nourriture est plus soignée. Ils donnent rarement à manger; mais lorsqu'ils le font, leur hospitalité est accompagnée de beaucoup de luxe. Dans la société des étrangers ou de leurs égaux, ils ont de la franchise, de l'aisance et de l'agrément dans

les manières; mais avec leurs inférieurs ils
sont fiers et exigeans. Ils ont une trop
haute opinion d'eux-mêmes pour s'irriter
aisément ; mais lorsque leur colère est
une fois excitée, elle se manifeste avec une
véhémence extraordinaire. Les Espagnols
de toutes les classes passent pour avoir de
l'orgueil, et un caractère irascible quoiqu'il ne soit pas facile de l'émouvoir ; mais
lorsqu'il l'est une fois , ni la force des rai-
sonnemens, ni la crainte des châtimens ne
peuvent le détourner de se livrer aux ven-
geances les plus sanguinaires et aux actes les
plus atroces. Ils n'oublient jamais et par-
donnent rarement les insultes réelles ou
imaginaires dirigées contre eux ou contre
leurs femmes. Assassins de sang-froid, ils
décident la mort de leur ennemi sans dé-
fiance, et souvent innocent de l'insulte dont
ils l'accusent; lui plongent un poignard
dans le sein, et se réfugient ensuite dans les
églises qui leur offrent un asile sûr. Ils
s'approchent alors de l'autel que leur

seule présence est faite pour souiller, et là, sans procès ni expiation, un aveu auda-cieux de leur crime suffit pour les en faire absoudre. Le jour suivant l'assassin peut se montrer librement dans les rues parmi des milliers de personnes qui seraient sur-le-champ livrées à toutes les horreurs d'un obscur cachot si elles étaient seule-ment soupçonnées d'avoir manifesté quel-ques principes opposés à ceux professés par l'Inquisition. (Ceci était écrit avant l'abolition de ce tribunal.)

Aucun peuple sur la terre n'éprouve un sentiment de jalousie plus vif que l'Espa-gnol, lorsqu'il voit des étrangers empiéter sur ses droits : doués d'un esprit national en-core plus exalté que les Écossais, ils croient que leurs personnes et tout ce qui leur ap-partient, doivent exercer une supériorité incontestable sur ce qui leur est étranger. Ils ne sauraient supporter l'idée de se voir imposer des lois. S'ils peuvent se procurer du plaisir à peu de frais, ils s'empressent

d'en saisir l'occasion; les combats de taureaux forment leur principal amusement;
plus de mille personnes de tout âge et de
tout sexe se réunissent sur les amphithéâ-
tres les jours fixés pour ces combats d'une
barbarie la plus inconvenante. Après le
combat de taureaux viennent le jeu, la
danse et les galanteries qui absorbent tous
les momens dont leurs affaires leur permettent de disposer. Il n'y a point de peuple en Europe qui soit plus porté aux in-
trigues amoureuses : cela n'est point étonnant, parce qu'indépendamment de la
chaleur du climat et de la paresse qui en
est le résultat, les femmes de cette partie
de l'Andalousie, particulièrement celles
de Cadix, sont séduisantes au-delà de toute
expression; elles sont aussi aimables que
vives, unissant à un si haut point les grâ-
ces à la beauté, que l'homme même le
plus prudent ne peut leur résister; elles
sont en général de petite taille, mais leurs
formes sont exquises; elles ont le pied

petit, le coude-pied haut et la cheville petite; le contour de la jambe et de la cuisse est admirable: comme elles courbent à peine le genou en marchant, c'est la jointure de la hanche qui agit, et c'est pour elles un moyen de plus de développer la grâce la plus élégante qui n'exclut point la dignité.

Peu de nations sont aussi sobres pour le boire et le manger : les classes élevées prennent une petite tasse de chocolat avec une rôtie pour leur déjeûner, qui se fait au lit et de bonne heure; leur dîner se compose ordinairement de pain, de plusieurs espèces de salades, et le olla qui est un mélange de mouton, de veau et de lard avec de l'ail, des petits oignons, des carrotes, une espèce de pois appelé garbanzes, des haricots et des légumes de toute espèce, bouillis ensemble pour former un mets qu'ils appellent olla podrida. Le soir, ils soupent avec le gaspacho, qui consiste en pain, vinaigre, huile, sel, ail et pommes d'amour, le tout mêlé ensemble; en été avec de l'eau froide , et en hiver avec de l'eau chaude. Les plus pauvres classes, surtout les ouvriers, vivent misérablement, du moins d'après l'opinion des Anglais; ils ne mangent que pour se soutenir et se nourrissent pour la plupart de pain réduit en soupe par une addition d'eau, d'ail, d'huile, sel et vinaigre, et ils font trois repas par jour avec cette nourriture.

A certaines époques de l'année, les individus occupés à des travaux utiles se régalent avec de l'olla; mais ils n'ont point l'idée d'un luxe qui aille au-delà. Néanmoins, malgré leur manière de vivre misérable, et leur habitude invétérée de passer les journées dans une oisiveté complète dans leur demeure, dont la nécessité la plus impérieuse peut seule les faire sortir, nous voyons que quand ils s'occupent de travaux d'agriculture, de cultiver la vigne, etc., travaux pour lesquels ils sont libéralement payés, ils ne sont surpassés

en persévérance et en activité par aucun
autre peuple de l'Europe. Ils travaillent
avec des instrumens très-courts, en sorte
qu'ils ont toujours le corps penché en
avant, et cette position change rarement,
même pour un moment, du matin au soir,
excepté quand la cloche sonne pour le
déjeuner, le dîner ou le souper. On les
loge tous les soirs dans de vastes maisons
uniquement destinées à cet usage, où on
allume un grand feu pendant l'hiver. Il
n'est pas rare de voir trois ou quatre cents
laboureurs , habitans de plusieurs villes
éloignées, travaillant ainsi dans le même
vignoble; et comme ils ne donnent au tra-
vail que cinq jours de la semaine, ils re-
tournent le vendredi soir ou le samedi
matin dans leurs demeures respectives,
où ils jouissent avec leur famille du fruit
de leur gain bien péniblement acquis, jusqu'à ce que le retour du lundi les rappelle
de nouveau dans les champs.

Le climat de l'Andalousie, quoique sujet

à quelques variations à certaines époques
de l'année, peut en général être considéré
comme salubre; les pluies qui tombent en
automne sont abondantes, et produisent
un changement délicieux dans la température de l'atmosphère aussi bien que dans
l'aspect de ces riches contrées, qui, souvent desséchées par l'ardeur d'un soleil
brûlant et continuel, sont promptement ra-
fraîchies et vivifiées par l'influence d'une
humidité dont elles ont alors le plus grand
besoin. Les mois de mai, juin, juillet, août
et septembre, sont surtout ceux où la chaleur et la sécheresse sont portées à un
plus haut point. Il est rare que les pluies
commencent à tomber avant le 10 d'octobre ; mais quand elles ont une fois commencé, elles tombent ordinairement par
torrens des journées et souvent des semaines entières; celles que l'on appelle ordinairement les premières pluies, tombent
ordinairement au vent d'est, et les individus de toutes les classes les désirent et

les envisagent comme les avant-coureurs d'une saison rafraîchissante. On peut appeler cette période le printemps du sud de l'Epagne.

Les premières chutes, ou ces pluies qui tombent dans les mois d'octobre et de novembre, sont sans contredit les plus abondantes; celles qui ont lieu en mars et en avril sont légères en comparaison. Le thermomètre dans la saison pluvieuse, ou entre les mois de novembre et de mai, varie de 50 à 74 degrés, et dans les mois de grandes chaleurs, il se maintient entre 74 et 82. Les vents du levant sont considérés comme les plus malsains, et sont en effet très-nuisibles; ils causent une langueur et une lassitude extrême, même aux personnes les plus fortement constituées; et s'ils continuent à souffler pendant quelque temps, ils développent les germes déjà existans des fièvres et des autres maladies, ou même suffisent pour les faire naître. Néanmoins les habitans des ports de mer du sud de l'Espagne ont remarqué que la fièvre jaune et quelques autres maladies épidémiques se sont invariablement montrées, dans les dernières années, lorsqu'il faisait des chaleurs excessives produites par les brises du sud et du sud-ouest, lorsque surtout elles étaient accidentellement remplacées par les vents du sirocco.

CHAPITRE II.

Observations météorologiques.

DATE.	Heure du jour.	Thermomètre.		Vents.	Atmosphère.
1820. Août.	9	74	o	S. O.	clair.
1	12	76	o	O.	id.
	6	75	o	O. N. O.	id.
	9	75	o	O. S. O.	clair.
2	12	76	o	O. N. O.	id.
	6	77	o	N. O.	id.
	9	77	5	N. E.	clair.
3	12	79	o	O. N. O.	id.
	6	78	o	N. O.	id.
	9	77	o	S. O.	clair.
4	12	79	5	O.	id.
	6	78	o	O. N. O.	id.
	9	77	5	S. O.	clair.
5	12	79	o	O. S. O.	id.
	6	78	o	O.	id.
	9	78	o	O. S. O.	clair.
6	12	77	o	O.	id.
	6	78	o	O. S. O.	id.
	9	74	o	O. N. O.	clair.
7	12	77	5	S. O.	id.
	6	77	o	O. S. O.	id.

DATE.	Heure du jour.	Thermomètre.	Vents.	Atmosphère.
Août. 8	9	78 0	E.	clair.
	12	79 5	id.	id.
	6	79 0	O. N. O.	id.
9	9	76 0	O.	clair.
	12	77 5	id.	id.
	6	77 0	id.	id.
10	9	75 5	S. S. O.	clair.
	12	77 5	N. O.	id.
	6	77 0	O. N. O.	id.
11	9	79 0	E.	chargé de nuages.
	12	81 5	id.	nébuleux.
	6	80 5	id.	brillant.
12	9	79 5	E.	de légers nuages.
	12	84 0	id.	id.
	6	83 0	id.	clair.
13	9	80 5	E.	clair.
	12	83 0	O. N. O.	id.
	6	82 0	N. O.	id.
14	9	80 0	O.	clair.
	12	79 5	O. S. O.	id.
	6	79 5	O.	id.
15	9	77 0	O.	clair.
	12	79 5	O. N. O.	id.
	6	79 0	N. O.	id.
16	9	75 5	S. O.	clair.
	12	79 5	O.	id.
	6	80 0	N. O.	id.

DATE.	Heure du jour.	Thermomètre.		Vents.	Atmosphère.
Août. 17	9	76	0	S. S. O.	clair.
	12	78	0	S. O.	id.
	6	77	5	O.	id.
18	9	75	5	S. S. O.	légers nuages.
	12	77	5	S. O.	clair.
	6	77	0	O. N. O.	id.
19	9	75	5	S. S. O.	de légers nuages.
	12	77	5	S. O.	clair.
	6	77	0	O. N. O.	id.
20	9	73	5	S. S. O.	de légers nuages.
	12	76	0	S. O.	id.
	6	74	5	O. S. O.	id.
21	9	75	5	O. N. O.	de légers nuages.
	12	76	5	N. O.	clair.
	6	75	0	id.	nébuleux.
22	9	73	5	N. O.	chargé de nuages.
	12	74	5	O.	id.
	6	74	5	O. N. O.	clair.
23	9	74	5	S. S. O.	chargé de nuages.
	12	74	0	S.	nébuleux.
	6	72	5	S. O.	id.
24	9	73	5	N. O.	clair.
	12	75	5	id.	id.
	6	74	5	O. N. O.	id.
25	9	70	5	S. O.	chargé de nuages.
	12	74	5	O.	brillant.
	6	72	5	S. O.	id.

DATE.	Heure du jour.	Thermomètre.	Vents.	Atmosphère.
Août. 26	9	78 0	S. O.	brillant.
	12	79 0	N. O.	id.
	6	79 0	id.	id.
27	9	80 0	O. S. O.	brillant.
	12	80 0	id.	id.
	6	80 0	id.	id.
28	9	80 0	O. S. O.	clair.
	12	81 0	O.	id.
	6	80 0	id.	id.
29	9	74 0	O.	clair.
	12	77 0	id.	id.
	6	80 0	id.	id.
30	9	78 0	O.	clair.
	12	78 0	id.	id.
	6	78 0	id.	id.
31	9	77 0	O.	clair.
	12	80 0	id.	id.
	6	80 0	id.	id.
Septemb. 1	9	79 5	O. S. O.	clair.
	12	79 5	O.	id.
	6	79 5	id.	id.
2	9	74 5	O.	clair.
	12	76 5	O. N. O.	id.
	6	75 0	N. O.	id.
3	9	74 0	O.	clair.
	11	74 0	N. O.	id.
	6	75 5	O. N. O.	id.

DATE.	Heure du jour.	Thermomètre.		Vents.	Atmosphère.
Septemb. 4	9	75	o	O.	clair.
	12	77	o	O.N.O.	id.
	6	75	5	N.O.	id.
5	9	75	o	O.	clair.
	12	77	o	O.N.O.	id.
	6	75	5	N.O.	id.
6	9	77	5	O.	clair.
	12	77	o	id.	id.
	6	77	5	id.	id.
7	9	78	5	O.	clair.
	12	79	o	id.	id.
	6	77	o	id.	id.
8	9	78	5	O.	clair.
	12	78	5	id.	id.
	6	79	5	id.	id.
9	9	78	o	O.	clair.
	12	78	o	id.	id.
	6	78	o	id.	id.
10	9	77	o	O.	clair.
	12	77	o	id.	id.
	6	80	o	id.	id.
11	9	80	o	E.	clair.
	12	80	o	id.	id.
	6	80	o	id.	id.
12	9	80	o	E.	clair.
	12	80	o	id.	id.
	6	80	o	id.	id.

DATE.	Heure du jour.	Thermomètre.		Vents.	Atmosphère.
Septemb. 13	9	77	o	E.	clair.
	12	8o	5	id.	id.
	6	77	5	id.	id.
14	9	78	o	E.	de légers nuages.
	12	61	o	id.	clair.
	6	79	o	id.	id.
15	9	73	5	S. S. O.	clair.
	12	76	5	id.	id.
	6	76	o	N. O.	id.
16	9	73	o	S.	
	12	76	o	S. O.	brillant.
	6	74	5	N. O.	clair.
17	9	72	5	S. O.	clair.
	12	73	5	O. S. O.	id.
	6	74	5	S. O.	id.
18	9	73	o	S. O.	clair.
	12	76	o	id.	id.
	6	75	o	id.	id.
19	9	74	o	S. O.	clair.
	12	75	o	id.	de légers nuages.
	6	77	5	N. O.	id.
20	9	74	o	S. S. O.	de légers nuages.
	12	76	o	id.	id.
	6	75	o	O. S. O.	clair.
21	9	74	5	N. O.	clair.
	12	76	o	O. N. O.	id.
	6	73	5	O.	nébuleux

DATE.	Heure du jour.	Thermomètre.	Vents.	Atmosphère.
Septemb. 22	9	71 0	S. O.	clair.
	12	73 5	O. S. O.	id.
	6	74 0	O. N. O.	id.
23	9	72 5	N. N. E.	clair.
	12	76 0	O. S. O.	id.
	6	74 5	O. N. O.	id.
24	9	73 5	N.	clair.
	12	76 0	N. O.	nébuleux.
	6	76 5	N.	id.
25	9	75 4	E.	clair.
	12	78 0	id.	id.
	6	76 5	id.	id.
26	9	75 0	E.	clair.
	12	78 0	S.	id.
	6	73 5	S. S. O.	id.
27	9	72 0	O.	clair.
	12	76 5	S. O.	id.
	6	74 5	O. N. O.	id.
28	9	71 0	O. N. O.	clair.
	12	72 5	O.	id.
	6	71 5	S. O.	nébuleux.
29	9	69 0	N.	clair.
	12	73 0	id.	id.
	6	72 5	E.	id.
30	9	66 5	N.	clair.
	12	71 0	id.	id.
	6	71 5	id.	id.

DATE.	Heure du jour.	Thermomètre.		Vents.	Atmosphère.
Octobre. 1	9	68	0	N.	clair.
	12	72	0	id.	id.
	6	73	5	O. N. O.	de légers nuages.
2	9	68	5	S. O.	clair.
	12	71	5	O. S. O.	id.
	6	79	5	S. O.	id.
3	9	71	0	O.	clair.
	12	72	5	O.	nébuleux.
	6	71	5	S. O.	clair.
4	9	72	5	E.	clair.
	12	74	0	id.	id.
	6	73	0	id.	nébuleux.
5	9	72	0	E.	clair.
	12	74	5	id.	id.
	6	74	0	id.	id.
6	9	66	5	N.	clair.
	12	72	0	N.	id.
	6	74	0	N. E.	nébuleux.
7	9	64	0	N.	clair.
	12	70	5	N.	id.
	6	69	5	N. O.	id.
8	9	62	5	N. E.	clair.
	12	64	5	S. S. O.	id.
	6	68	0	S. O.	id.
9	9	65	0	E. N. E.	de légers nuages.
	12	71	0	E.	clair.
	6	70	5	N. O.	id.

DATE.	Heure du jour.	Thermometre.		Vents.	Atmosphère.
Octobre. 10	9	65	5	E. N. E.	clair.
	12	70	0	N. O.	légers nuages.
	6	69	5	N. O.	clair.
11	9	68	5	N.	chargé de nuages.
	12	70	0	O.	id.
	6	67	5	S. S. O.	nébuleux.
12	9	68	0	S.	brumeux.
	12	68	5	S. S. O.	id. , pluvieux.
	6	66	5	S. S. O.	nébuleux.
13	9	69	5	S.	brumeux.
	12	70	0	S.	id. , pluvieux.
	6	68	5	O. S. O.	nébuleux.
14	9	69	0	O.	légers nuages.
	12	71	0	S.	id.
	6	70	0	O.	id.
15	9	69	5	O.	chargé de nuages.
	12	71	5	S.	brillant.
	6	69	0	S. S. O.	légers nuages.
16	9	69	0	S.	légers nuages.
	12	71	0	S.	nébuleux.
	6	68	5	S. S. E.	id.
17	9	68	5	S. S. E.	nébuleux.
	12	67	0	id.	id.
	6	67	0	id.	id.
18	9	68	0	S. S. O.	clair.
	12	69	0	O.	id.
	6	70	0	O.	id.

DATE:	Heure du jour.	Thermomètre.		Vents.	Atmosphère.
Octobre. 19	9	69	0	S.	brillant.
	12	71	5	S. O.	nébuleux.
	6	69	5	id.	clair.
20	9	68	5	N. O.	nébuleux.
	12	67	5	id.	chargé de nuages.
	6	69	0	id.	id.
21	9	64	0	N. O.	clair.
	12	67	0	id.	id.
	6	66	0	id.	id.
22	9	64	5	N.	clair.
	12	66	0	N. O.	id.
	6	67	0	id.	id.
23	9	63	5	N. N. O.	brouill. et pluie.
	12	66	5	N. O.	nébuleux.
	6	64	0	id.	clair.
24	9	57	5	N.	clair.
	12	65	5	N. O.	id.
	6	64	0	id.	légers nuages.
25	9	67	0	O.	nébuleux.
	12	68	0	O. N. O.	id.
	6	65	0	O.	id.
26	9	65	5	S. O.	nébul. et brumeux
	12	66	5	id.	id.
	6	65	0	id.	
27	9	66	0	N. O.	légers nuages.
	12	67	0	id.	id.
	6	66	5	id.	brillant.

DATE.	Heure du jour.	Thermomètre.		Vents.	Atmosphère.
Octobre. 28	9	65	0	O.	nébuleux.
	12	67	0	S.	chargé de nuages.
	6	66	0	S. O.	nébul. et brumeux
29	9	66	0	N. O.	clair.
	12	67	0	id.	id.
	6	68	0	id.	id.
30	9	57	5	N. N. O.	clair.
	12	64	0	N. O.	id.
	6	63	5	id.	id.
31	9	58	0	N.	clair.
	12	68	5	O. N. O.	
	6	61	5	id.	légers nuages.
Novemb. 1	9	63	0	N. O.	
	12	63	5	id.	nébuleux.
	6	63	0	id.	id.
2	9	63	0	S. O.	brouill. avec pluie
	12	63	5	id.	id.
	6	63	0	id.	id.
3	9	66	0	O.	
	12	67	0	O.	
	6	65	5		brillant.
4	9	62	5	N.	clair.
	12	65	5	O. N. O.	id.
	6	65	0	N. O.	id.
5	9	61	0	O.	clair.
	12	65	5	O. N. O.	id.
	6	65	0	id.	légers nuages.

DATE.	Heure du jour.	Thermomètre.	Vents.	Atmosphère.
Novemb. 6	9	63 5	N. O.	brouill. et pluie.
	12	65 0	id.	brillant.
	6	64 0	id.	id.
7	9	58 5	N. N. O.	clair.
	12	62 0	N. O.	id.
	6	61 5	id.	
8	9	58 0	N.	clair.
	12	64 0	id.	id.
	6	62 0	id.	id.
9	9	57 5	O.	clair.
	12	63 0	O.	id.
	6	62 0	O. N. O.	id.
10	9	62 5	N. O.	nuages et pluie.
	12	63 5	O.	nébuleux.
	6	62 0	O.	brillant.
11	9	61 5	N. O.	clair.
	12	64 0	id.	id.
	6	62 0	O. N. O.	id.
12	9	60 0	N. O.	légers nuages.
	12	61 5	id.	clair.
	6	60 5	O.	id.
13	9	59 5	O.	légers nuages.
	12	62 5	N.	clair.
	6	62 0	N. O.	id.
14	9	55 5	N. E.	clair.
	12	63 0	O.	id.
	6	61 0	N. O.	id.

DATE.	Heure du jour.	Thermomètre.		Vents.	Atmosphère.
Novemb. 15	9	59	0	E.	chargé de nuages.
	12	63	0	E. S. E.	id.
	6	60	0	id.	nuages et pluie.
16	9	62	0	O.	brouillard et pluie
	12	62	5	N. O.	id.
	6	58	0	id.	id.
17	9	50	5	N.	clair.
	12	57	5	id.	id.
	6	55	5	id.	id.
18	9	51	0	N.	clair.
	12	57	5	id.	id.
	6	54	0	id.	id.
19	9	50	0	N.	clair.
	12	57	0	N.	id.
	6	53	0	O.	id.
20	9	51	0	N.	clair.
	12	58	5	E.	id.
	6	57	0	E.	id.
21	9	57	0	E.	clair.
	12	57	0	id.	id.
	6	58	0	id.	id.
22	9	54	5	N. N. E.	clair.
	12	50	0	E.	id.
	6	58	0	E.	id.
23	9	57	0	E.	clair.
	12	60	0	id.	id.
	6	58	5	id.	id.

DATE.	Heure du jour.	Thermomètre.	Vents.	Atmosphère.
Novemb. 24	9	58 5	E.	nébuleux.
	12	60 0	E. S. E.	id.
	6	59 0	N. O.	id.
25	9	58 0	N.	clair.
	12	58 5	N. O.	id.
	6	57 0	id.	id.

CHAPITRE III.

Observations sur la Contagion.

IL n'est peut-être point de sujet sur lequel il ait été émis un plus grand nombre d'opinions diverses que sur celui des propriétés contagieuses et non contagieuses de la fièvre jaune. Il est évident que cette même diversité doit exister aussi long-temps qu'il nous aura été impossible de concilier nos préjugés avec les faits qui s'offrent aux observations dans le cours de la pratique médicale. Jusque dans les derniers temps, les médecins Espagnols ont été convaincus que la fièvre jaune était contagieuse d'après l'acception la plus illimitée à donner à ce mot, qu'elle se communiquait par le toucher ou le contact immédiat avec le corps affecté de cette maladie, ou en respirant l'air de la chambre où il repose; que les habillemens, la garniture du lit du malade, ou tout ce qui l'a touché, sont des moyens sûrs et infaillibles de communiquer le poison contagieux, quel qu'il puisse être; et que quelle que fût la région éloignée et le climat où les objets infectés de ce venin étaient transplantés, le virus qu'ils recelaient s'y développait dans toute son activité originaire.

Une longue expérience, et des observations faites avec autant de suite que d'attention, m'ont convaincu qu'il n'existe point d'opinion plus erronée que celle-là. Il est vrai que, depuis quelques années, les médecins Espagnols eux-mêmes ont commencé à ne plus tenir autant à la manière d'envisager ce sujet; quelques-uns d'entre eux, dans leurs écrits, ont même admis des doutes sur la possibilité acquise à la fièvre jaune de se communiquer du malade à celui qui se portait bien par un rapprochement entre eux, dans des *at-*

mosphères non épidémiques. Néanmoins cette concession obtenue d'eux avec difficulté, à l'abri de faits incontestables, est faite avec répugnance; car, quel que soit le contenu de leurs ouvrages, ils pensent, parlent et agissent toujours d'une manière conforme à leurs anciens préjugés, et démontrent par leur pratique que les opinions qu'ils ont publiées sont entièrement opposées à celles qu'ils ont supprimées, et qui, néanmoins, dirigent toute leur conduite dans la manière de traiter cette maladie.

Si la désolation momentanée de ces contrées, où la fièvre jaune est épidémique, pouvait être admise en preuve, on ne douterait plus que cette maladie ne fût contagieuse au plus haut degré; mais je suis bien convaincu qu'un tel raisonnement n'est que spécieux, et que la fièvre jaune ne peut se communiquer que par un contact immédiat, ou être importée que par quelque intermédiaire positif; qu'elle ne peut

se propager dans une atmosphère non épidémique, et que s'il était possible de trans-
porter de Séville à Londres, dans une
heure, un hôpital rempli de malades attaqués de ce fléau à son plus haut période,
il n'y aurait pas un seul individu de cette
contrée qui eût à souffrir de cette importation.

Il est un fait établi d'une manière incontestable, c'est qu'il y a certains climats où
les reptiles vénimeux ne peuvent vivre. On
suppose, par exemple, non sans de bonnes
raisons, que l'Irlande jouit de ce bienfait.
Quoiqu'il puisse être aussi impossible d'expliquer un de ces phénomènes que l'autre,
je suis parfaitement convaincu que la fièvre jaune ne pourrait pas plus exister dans
ces contrées, que ces reptiles que j'ai cités pour exemple.

Si l'hypothèse imaginaire, relative à
l'importation des personnes attaquées de
la fièvre jaune, que j'ai offerte à l'appui de
mon argument, était jamais réalisée, il

est impossible de dire à quel point le malade serait affecté de ce changement de climat et de situation ; mais je suis bien convaincu que, même dans le cas où ceux qui seraient chargés de les saigner, soit par crainte, soit par toute autre cause qui les en rendrait susceptibles d'avance, seraient attaqués de la fièvre, ce ne serait strictement qu'une fièvre commune à ces contrées, et qui n'aurait aucun des indices caractéristiques qui distinguent les maladies fièvreuses des climats moins favorisés de la nature.

Malgré les mesures de précaution mises en pratique pour prévenir l'importation de la fièvre jaune, il est absurde de supposer, en considérant les rapports constans entre l'Espagne, l'Amérique et les Indes Occidentales, que depuis long-temps elle ne se fût pas introduite parmi nous, s'il était possible qu'elle se propageât par un intermédiaire quelconque. Les avocats de la contagion prétendent que les habillemens une fois infectés, et qui n'ont point été soumis à une purification subséquente, conservent pendant un temps indéfini le germe malfaisant ; maintenant, si nous admettons cette supposition, est-il concevable que nous ayons pu échapper à cette contagion ? Pourrait-on croire que de toutes les nations infectées de ce venin, en Espagne, en Amérique et dans les Indes Occidentales, il ne soit jamais parvenu quelque émanation dans la Grande-Bretagne ; des milliers de personnes qui ont eu la fièvre jaune dans ces climats, ont ensuite abordé sur nos parages, et jouissent de la meilleure santé. Est-il à présumer que de tous ceux-là, il n'y en ait pas eu quelqu'un qui ait porté avec lui un habit, une veste ou quelque autre partie d'habillement ou de couverture qui ait passé par l'épreuve de la contagion, dans tous les périodes de la maladie ? Je laisserai au temps, le souverain arbitre des points en discussion, à répondre à cette

question; en ce moment, je crois qu'il serait impossible de réunir des faits suffisans
pour prouver mes opinions ou pour les
réfuter. Mais quoiqu'il ne soit pas en mon
pouvoir de prouver mathématiquement
à ceux qui doutent, que la fièvre jaune ne
pourrait exister dans le climat de l'Angle-
terre, ou que son principe ne pourrait y
être importé par aucun médecin quelconque, je pense néanmoins que je pourrai
démontrer, par plusieurs circonstances qui
ont été soumises à mes observations, que
ce n'est point une maladie contagieuse,
même dans les pays qui peuvent être considérés comme son sol natal, ou en d'autres mots, qu'elle ne peut se communiquer
par le contact, ni par les vêtemens, ni en
s'approchant de très près.

La remarque que l'homme est partout
le même, est applicable à la fièvre; et
comme dans le premier cas il n'a jamais
été pensé qu'un homme ressemblât à un
autre dans chaque ramification minutieuse

de vertu ou de vice, de même, dans le second, on n'a point prétendu que les symptômes qui accompagnent la fièvre et la caractérisent soient toujours semblables, quoique la maladie sujette aux modifications soit partout la même. Quant aux causes qu'on suppose la produire, les auteurs les ont en général divisées en éloignées et prochaines. On pourrait peut-être croire qu'ils sont fondés dans leurs opinions sur ces dernières ; mais j'ai toujours pensé qu'ils étaient en partie dans l'erreur relativement aux premières. La disposition particulière de l'atmosphère est la seule cause éloignée sur laquelle on puisse hasarder des conjectures à ce sujet ; et, tout humiliant que puisse paraître cet aveu, nous ne pouvons sur ce point asseoir que des conjectures.

On ne saurait nier que les personnes qui sont chargées de garder les malades ne soient beaucoup plus exposées à souffrir que celles qui ne le sont pas ou qui

prennent grand soin de ne pas les appro-
cher; mais pour qu'on ne regarde point
cet aveu de ma part comme une admission
du fait de la contagion, je m'attacherai à
démontrer que la fièvre jaune ne peut se
communiquer par le contact ou l'approche
immédiate du malade, à moins qu'il n'existe
antérieurement un dérangement de santé
qui dispose à la communication.

Pendant le temps que j'ai consacré à
soigner les personnes attaquées de la fièvre
jaune, j'ai vu un grand nombre de circonstances où des individus jouissant d'une
santé parfaite étaient constamment auprès des malades, sans éprouver la moindre incommodité; et je regarde ce fait
comme une preuve évidente que cette
fièvre n'est point nécessairement ou iné-
vitablement contagieuse. Indépendamment de cela, il y a dans la manière même
dont ces fièvres se communiquent quelque
chose qui concourt à démontrer, autant
qu'une chose de cette nature peut l'être,

d'abord qu'elles sont produites par une influence atmosphérique, ou par toute autre cause aussi peu connue, et secondement que ces relations les plus constantes entre l'individu bien portant et le malade, n'ont pas le pouvoir immédiat de produire ou de propager la maladie.

Je présume qu'on admettra que, même dans les saisons les plus salubres, peu de contrées sont entièrement exemptes de fièvres, et qu'elles sont plus multipliées dans de certains temps que dans d'autres, pendant une épidémie, c'est-à-dire dans le cours de ces époques particulières où même les avocats de la contagion sont forcés d'admettre l'influence de l'atmosphère sur la propagation de la maladie. La fièvre se propage alors d'une manière effrayante, moissonnant en général un grand nombre de personnes partout où elle peut s'introduire. Ils expliquent cela en disant que cette maladie a d'abord été produite par l'état de l'air, et ensuite propagée par les rapports inévitables entre celui qui se porte bien et le malade. En avançant une pareille assertion, ils ont en leur faveur tout l'avantage résultant de l'impossibilité de la réfuter ; mais je voudrais qu'il me fût permis d'observer qu'attendu qu'il n'existe aucun pays qui soit jamais entièrement exempt de fièvre, on en trouve assez dans tous les cantons, et dans les saisons les plus salubres, pour former un noyau suffisant pour alimenter une propagation contagieuse : et comment peut-il arriver qu'au moment où l'épidémie cesse et qu'une saison plus salubre s'approche , la fièvre n'exerce jamais ses ravages d'une maison à une autre, ou d'un individu à un autre individu? Lorsqu'elle s'est attachée à un malade, elle suit son cours et disparaît ensuite le plus souvent sans attaquer le voisinage et même les autres branches de la famille au milieu de laquelle on l'a vue se manifester. Si la fièvre est une maladie contagieuse, dans l'interprétation stricte aussi-bien que populaire de cette expression, comment arrive-t-il qu'en pareille occasion elle attaque très-rarement ceux qui fréquentent la chambre infectée et qui donnent constamment des soins au malade?

Je soumettrai maintenant au lecteur quelques autres observations sur ce sujet, d'après ses rapports avec l'épidémie qui se manifesta à Xerès en l'an 1820.

Le 23 septembre 1820, j'arrivai à Xerès où j'avais pris l'engagement de combattre une maladie qui, même alors, avait déjà été l'objet de mon attention spéciale. J'avais prudemment acquis quelques notions sur la maladie connue sous le nom de la fièvre jaune, telle qu'on l'avait vue se manifester dans les Indes Occidentales; et, comme je ne la considérai point comme contagieuse dans ces contrées, je conçus l'espoir de pouvoir, sans courir moi-même aucun danger, guérir ceux qui en seraient attaqués en Espagne : car je me crus fondé à penser qu'une maladie généralement reconnue pour ne pas être contagieuse dans les Indes Occidentales, ne le serait pas davantage dans une latitude au nord. Par suite de cette opinion, j'entrepris de combattre ce mal sans la moindre appréhension de danger personnel. A cette époque, j'eus une occasion d'entendre, sur ce sujet, les différentes opinions des Espagnols et des Anglais qui habitaient la ville. Ils discutaient librement cette question, quoiqu'il fût évident qu'ils n'étaient point exempts de prévention. Ils paraissaient fortement prononcés en faveur de l'opinion générale de la contagion, et n'accueillaient jamais sérieusement ou du moins sans répugnance des argumens contre les doctrines qui leur avaient été enseignées dans leurs écoles. Peu de jours passés dans la ville me convainquirent que ce n'est point d'après des ouï-dire qu'on pouvait trouver la vérité, et qu'on ne devait point attendre des aveux de la part d'hommes dont l'esprit était entièrement inaccessible à la conviction. Je me déterminai donc à agir par moi-même, en réunissant des matériaux tels que la nature de ma situation actuelle pouvait m'en donner les moyens pour me mettre à même d'asseoir un jugement par mes propres facultés.

Dans une ville où règne une fièvre épidémique, il est peu de personnes qui ne la regardent pas comme contagieuse, lorsqu'elles observent qu'en attaquant un des individus qui habitent dans une demeure, elle s'étend rapidement à tous ceux qui vivent sous le même toit. On doit convenir que ce fait a été si souvent remarqué qu'il a dû donner aux observateurs superficiels l'idée qu'elle est contagieuse par sa nature.

Je crois néanmoins que ce n'est point le cas; mais quoique la propagation d'une personne à l'autre ne soit point évidente, il y a certainement des motifs de croire

que l'appartement malsain du malade,
les émanations nuisibles qui partent de
son corps, altèrent à un tel degré la salubrité de l'atmosphère, qu'il perd l'action
nécessaire pour entretenir la santé, et par
cela même devient une cause indirecte de
la fièvre : mais qu'on se rappelle que la
maladie se montre rarement ainsi dans les
appartemens aérés. Ses attaques se bor-
nent aux maisons insalubres où les écoulemens et évaporations malsaines, résultat naturel de la maladie, redoublent d'activité
par la réunion de sujets dans un espace
étroit et à un degré d'intensité assez fort
pour amener une désorganisation du canal
alimentaire qui se termine en fièvre. Une
personne exposée à une portion d'air limité, qui approche ceux qui sont malades
de la fièvre jaune, si elle est d'un tempérament susceptible, est bientôt indisposée;
et si même il arrive que sa constitution
résiste à une attaque régulière de fièvre,
son estomac et ses intestins se dérangent

plus ou moins, partie par l'air malsain qu'il est obligé de respirer, et plus encore par l'impression produite sur son esprit par tout ce qui se passe sous ses yeux. C'est l'effet de cet air vicié des maisons malsaines qui a fait croire au plus grand nombre que la fièvre jaune était éminemment contagieuse; car il est généralement reconnu que les gardes, et autres personnes soignant les malades, échappent aux attaques de ce mal, quoique les malades confiés à leurs soins meurent souvent dans leurs bras, et inondent leurs vêtemens d'un sang putride et de vomissesemens noirâtres. Pendant que je traitais cette maladie à Xerès, je me suis si souvent convaincu par mes propres yeux que les gardes malades ne souffraient pas plus que ceux qui étaient simplement exposés à l'atmosphère ordinaire ou air de la chambre du malade, que je n'ai aucun doute de la non existence d'une contagion personnelle dans la fièvre épidémique d'Andalousie, telle qu'on l'a vue en 1820. Des personnes d'un tempérament susceptible qui respirèrent l'air infecté des maisons où règne l'épidémie, et furent très-exposées à son influence, souffrirent plus que ceux qui marchaient dans les rues; mais les même individus ne furent point malades en plus grand nombre que ceux qui s'isolèrent de tous rapports extérieurs, et qui ne furent exposés qu'à la cause générale épidémique qui régnait évidemment dans toute la ville.

Ici, il faut admettre que les personnes qui sont exposées à l'impression d'un air malsain, dans le misérable réduit du pauvre, reçoivent le germe de la maladie en bien plus grande proportion que ceux qui sont différemment placés: cela résulte évidemment des effets d'un mauvais air, car pareille chose ne se voit que très-rarement dans les maisons bien aisées. Quoique la maladie qui paraît être le résultat de ces élémens morbifiques, une fois bien formée, ait beaucoup de rapport avec la véritable fièvre jaune; néanmoins, autant que mes observations ont pu m'en convaincre, elle diffère beaucoup, dans les premiers momens, de celle contractée par les personnes qui marchent dans les rues, et qui n'ont aucune communication avec les malades : dans ce dernier cas, l'attaque était en général soudaine, tandis que dans le second la maladie se développait graduellement. On remarquait d'abord quelque malaise dans l'estomac, l'appétit diminuait graduellement par intervalles; un léger mal de tête, des rêves et un sommeil agité, suivi de la détention de l'abdomen, des ventosités et une forte constipation. Ces symptômes, sujets à des modifications pendant plusieurs jours et même des semaines, se terminent enfin, si on n'administre point de remèdes, par une véritable fièvre.

L'effet de l'air malsain de la chambre mal-propre où étaient placés les malades, se manifestait évidemment sur ceux qui avaient été long-temps exposés à son influence, même chez ceux qui n'étaient pas susceptibles d'en être violemment attaqués. Si , en entrant dans les demeures de la classe la plus indigente, la qualité insalubre de l'atmosphère échappait à l'odorat, son existence était indiquée par une sensation de sécheresse dans la bouche , une envie de cracher, une irritation extraordinaire des muscles de l'abdomen, souvent aussi des nausées et des vomissemens , auxquels succédaient fréquemment des constipations ou des évacuations noires et visqueuses.

A Xerès la maladie commençait ordinairement à se manifester dans l'estomac et le canal alimentaire, produisant en plusieurs cas un changement total dans leurs secrétions et leur excrétions, et se terminait souvent en fièvres si on négligeait d'y porter promptement remède, les symptômes précédens prenant évidemment leur source dans la qualité nuisible de l'atmosphère dans la demeure des pauvres : et on pourrait remarquer comme une singularité que, sans aucune cause ostensible, même dans les chambres où on n'avait pu introduire un changement d'air pur et frais, la condition atmosphérique éprouvait évidemment des altérations que je n'ai jamais pu m'expliquer, ces changemens ayant lieu dans un seul jour; car il arrivait souvent que le même malade qui, dans certains momens, ne pouvait être approché à raison d'émanations putrides dont il est impossible de se faire une idée, pouvait au bout d'une heure recevoir les soins de la personne préposée à cet effet, sans que ses nerfs en fussent affectés. Je trouvai difficile de découvrir précisément à quel période de la maladie ces changemens avaient lieu; ils ne se manifestaient point communément pendant les momens d'abattement; ils paraissaient plus évidens pendant l'irritation, le premier et le second jour , qu'à toute autre époque.

Les Espagnols, aveuglés par leurs préjugés revêtus du cachet de l'antiquité, répugnent extrêmement à dévier de la route qu'ils ont adoptée ; les médecins eux-mêmes, quoique partisans de la ventilation d'après les opinions qu'ils ont publiées, ne pratiquent point ce qu'ils enseignent ; tandis que le peuple agit d'après les impulsions qu'ils donnent, que la réclusion de l'air et du jour est d'une indispensable nécessité pour les malades de toute espèce, notamment pour ceux qui sont attaqués de la fièvre jaune. Ils n'agissent point sans être dirigés par un motif, car ils pensent que le meilleur moyen de guérir les fièvres de toute espèce, est de produire une détermination à la surface ; et pour être bien certains d'y parvenir, les portes et les croisées sont fermées, la chambre est échauffée par du charbon allumé qui produit une légère fumée, et le malade, placé dans son lit, est enveloppé d'une énorme quantité de couvertures pour provoquer une sueur abondante. C'est dans un pareil état de choses, où un grand nombre de personnes sont amoncelées dans des maisons sombres et mal aérées, que la maladie fait les progrès les plus rapides; et c'est ce qui a donné à la classe vulgaire du peuple l'opinion des propriétés éminemment contagieuses de la fièvre jaune. En n'examinant le sujet que superficiellement, il n'y a pas de doute qu'on n'y reconnaisse une espèce de propagation contagieuse, dans laquelle l'extensive influence de la maladie est attribuée à l'état de l'atmosphère aggravé par le défaut de ventilation, et agissant activement sur les sujets déjà disposés à la maladie par la crainte, l'anxiété ou le découragement partiel d'un ou de plusieurs organes nécessaires à la vie.

Je pense que la crainte de la contàgion dispose le sujet ou produit dans la cons-

titution une aptitude à recevoir la maladie et à en faciliter le dévoppement. Tel
est le motif d'après lequel, selon les Espagnols, les personnes qui, par précaution,
vivent dans un isolement total sont aussi
fréquemment attaquées de cette maladie
que celles qui vont dans les rues; la
crainte de l'infection et le danger fatal
et bien connu de cette maladie font sur
elles la plus funeste impression. J'en suis
encore plus convaincu d'après les effets
que cette crainte a produits sur moi; car,
après avoir entrepris à Xerès, la guérison
des malades sans la plus légère appréhension, le temps et les scènes désastreuses
dont j'étais journellement témoin, m'oc-
casionèrent bientôt un abattement d'esprit auquel il me fut impossible de résister, et qui, s'il n'amena pas la fièvre jaune,
dérangea néanmoins ma santé au point de
me forcer pendant quelque temps de
suspendre mes assiduités auprès des malades.

On présume, et je crois, non sans quelque raison, que les personnes qui ont eu une première fois la fièvre jaune, ne sont plus susceptibles d'en avoir une seconde attaque; je pense encore un coup que cela est vrai en général, mais non sans quelques exceptions; car j'en ai vu plusieurs, et traité quelques-unes qui me déclarèrent qu'elles avaient déjà eu cette maladie pendant les ravages d'une plus ancienne épidémie, qui retombèrent encore malades, en 1820, d'un mal qui portait la marque diagnostique de l'épidémie prédominante. Pendant que je servais dans les Indes Occidentales, je contractai moi-même une maladie qui fut reconnue pour être une fièvre jaune de la plus mauvaise espèce, et c'est peut-être à cette circonstance que je dois attribuer de n'avoir eu ensuite à Xerès que deux ou trois attaques d'une maladie qui, sans être précisément la fièvre jaune comme je l'ai déjà observé, suffit néanmoins pour me forcer de suspendre pendant quelque temps mes travaux curatifs.

Je puis garantir, d'après l'expérience, qu'une personne en pleine santé n'est point, dans aucune circonstance, susceptible de contagion par ses liaisons avec des personnes attaquées de la fièvre; mais ce mal étant un effort de la nature pour se dégager de quelque chose qui lui est nuisible, je puis également bien assurer que, quand il existe déjà quelque disposition à la maladie, la fièvre se manifeste très-promptement.

Parmi les causes disposantes, nous pouvons compter la crainte, la fatigue excessive, l'anxiété d'esprit, ou un tel dérangement de quelques-uns des principaux organes de la vie qui empêche le corps de faire ses fonctions nécessaires pour entretenir la santé.

Aucun homme qui possède quelques notions sur cette maladie, ne pourra nier que la peur ne soit une cause disposante, car il existe des exemples innombrables de fièvres produites par la crainte seule. La lenteur avec laquelle les fonctions de la vie sont remplies par les personnes sous l'influence d'une fatigue excessive, si elle n'est point elle-même une maladie, est du moins *pro tempore* une autre forte cause disposante à devenir malade; mais un dérangement partiel de quelques-uns des principaux organes, comme le foie, les poumons, le cerveau, l'estomac ou les intestins, est la plus forte de toutes les causes disposantes. La fièvre produit invariablement un dérangement dans la partie affaiblie. Si un homme, attaqué d'un mal à la tête après avoir fait la débauche, entre dans la chambre d'un malade attaqué de la fièvre, il est probable qu'il contractera la maladie, et la tête sera particulièrement affectée; il en sera ainsi lorsqu'un homme dont l'estomac est dérangé par quelque cause accidentelle, s'expose à la même influence; il est probable que la fièvre en

sera le résultat ; et, quoique toutes les parties du corps sympathisent plus ou moins
pendant le cours de la maladie, l'estomac,
son siége primitif, continuera jusqu'à la
fin à être sérieusement affecté.

Il ne sera pas peu important de citer
les cas suivans à l'appui des effets de la
crainte.

Le général Sarsfield et son aide-de-
camp traversaient à cheval la ville de Xerès au moment où l'épidémie de 1819 était
dans toute sa violence. En arrivant à l'extrémité de la ville dans la partie du sud,
le général demanda comment s'appelait ce
quartier ; ayant appris que c'était Saint-
Michel, paroisse où la fièvre faisait des
ravages effrayans, il fut aussitôt saisi d'un
vomissement violent ; il survint une irritation fiévreuse générale ; et, pendant trois
semaines, il fut confiné dans sa chambre.
Dans cette circonstance, le choc soudain
produisit une impression extraordinaire
sur un homme qui était remarquable,

comme militaire, par une bravoure à toute épreuve.

M. Ballieros , citoyen respectable de cette ville, visitait fréquemment les malades avec moi; ayant déjà eu cette maladie, il n'en redoutait point une seconde attaque. Néanmoins, étant un jour avec moi au moment où je saignai un malade, il fut saisi d'une sensation pénible à laquelle succéda bientôt une fièvre qui dura pendant quatre jours.

M. Gomez, qui évitait autant qu'il était possible de communiquer avec personne, fut pris par le bras par un de ses amis qui avait souvent visité les malades avec moi, et qui voulut lui causer un moment d'inquiétude; la fièvre s'en suivit, et il mourut.

Maintenant, à l'appui de ce que je viens de dire, je soumettrai au lecteur quelques circonstances dans lesquelles j'ai pu faire mes observations; elles tendront à prouver que la maladie n'était point intrinséquement contagieuse, c'est-à-dire qu'elle ne se propageait point par le contact, les vêtemens ou l'approche immédiate ; qu'elle se montrait souvent parmi les personnes qui s'isolaient complétement de tout rapport avec le malade, et qu'elle était d'une nature assez particulière pour n'affecter que ceux qui étaient disposés d'avance à la maladie ou qui vivaient dans une atmosphère épidémique.

Pendant mon séjour à Xerès j'ai été en mesure de faire de nombreuses observations sur les propriétés infectes de la fièvre jaune dans l'atmosphère épidémique ; et quoique je sois porté même dans ces cas à attribuer l'apparition de la maladie à la cause préexistante, c'est-à-dire à l'influence épidémique, à l'action locale de l'air contracté des chambres des malades sur l'estomac et les intestins, ou à l'impression produite sur l'esprit par les scènes affligeantes qui se reproduisaient à chaque instant dans la ville au milieu de toutes les classes de la société, je pense néanmoins qu'il est de mon devoir de citer quelques cas où l'existence d'une propagation contagieuse parut la plus évidente. Dans ce nombre, ceux d'*Aran* et de *Gomez* furent les plus saillans. Aran tomba malade le 14 octobre d'une maladie qui avait tous les signes d'une lente malignité. Le fils, jeune garçon âgé de sept ans, qui communiqua librement avec son père la première nuit de son indisposition, fut attaqué le jour suivant d'une maladie semblable: tous les deux moururent. M. Gomez contracta la même maladie; elle ne se montra pas d'abord d'une manière grave; mais bientôt elle prit un caractère alarmant : la femme et le fils tombèrent malades le 19. Les symptômes furent chez tous de la même nature, et tous les trois moururent. Il est peut-être utile de remarquer que quatre ou cinq personnes jeunes et susceptibles de prendre le germe d'une maladie, communi-

quèrent aussi librement avec M. Gomez
pendant trois ou quatre jours sans qu'il
en résultât pour elles aucun mal. La famille
de Gomez observait une stricte réclusion.
La maison d'Aran était le siége du mal depuis plusieurs semaines ; mais je dois reconnaître que s'il n'y avait pas eu de probabilité que dans le second cas, la maladie
eût été produite par la même cause qui l'a-
vait déterminée dans le premier, j'attribue-
rais son extension à la contagion, surtout
relativement à Aran le fils. Les deux exemples précédens sont les seuls de cette nature qui soient venus à ma connaissance
pendant mon séjour à Xerès. Cependant,
comme il est essentiel de répandre toute
la clarté possible sur un sujet de cette im-
portance, je soumettrai aux réflexions du
lecteur la copie d'un billet que je reçus à
cette époque du docteur Semiranes ; je
crois qu'il contient l'exacte vérité, et par
ce motif je rapporterai ses propres paroles.
« Le 12 novembre 1819, trois hommes qui

s'étaient introduits avec effraction dans la maison d'un propriétaire foncier de cette ville qui résidait à la Calle de Pierras dans une maison attenante à l'hospice San-Juan-de-Dios, furent arrêtés et conduits en prison. Les ayant examinés le 13 au matin, je les trouvai bien portans. Un d'eux avait eu la fièvre jaune en 1800; les deux autres étaient susceptibles de prendre le venin de la maladie, qui exerçait alors ses ravages dans cette ville, où elle avait son foyer principal dans l'hospice San-Juan-de-Dios et les maisons adjacentes. On avait, en quelque sorte, prévenu toute communication entre la prison et la ville, et jusqu'alors il ne s'y était manifesté aucune maladie contagieuse. Les trois prisonniers furent logés dans une partie séparée du bâtiment pour éviter toute communication avec les autres. Le quinzième jour après leur emprisonnement, il y en eut un attaqué de la fièvre jaune dans tout son caractère; l'autre le

fut huit jours après. La maladie se communiqua à quatre autres personnes qui
s'étaient imprudemment avancées pour aider à les conduire à la porte de la prison
ou à l'hôpital. Ce court récit prouve que
dans quelques circonstances la contagion
se manifeste sur les individus, aussitôt
qu'ils ont communiqué avec les personnes
ou les lieux infectés, et que dans d'autres elle ne se montre que long-temps
après que la communication ou le contact ont eu lieu.

« Signé, FERDINAND SEMIRANES. »

M. Léon, négociant en vins, très-considéré à Xerès, sa femme et deux enfans
furent attaqués de cette maladie à peu
près dans le même temps : l'époux et la
femme moururent, les autres se rétablirent. Je fus appelé pour visiter la vieille
dame à une période avancée de la maladie.
Ses filles et petites-filles faisaient autour
d'elles les fonctions de gardes malades,

lui prodiguèrent tous leurs soins jusqu'au dernier moment, et n'éprouvèrent aucun mal. Des personnes susceptibles d'avoir cette maladie, puisqu'elles ne l'avaient jamais eue, et qui habitaient la maison pendant ce temps, y échappèrent. Le gendre fut attaqué du même mal auquel il échappa; mais il mourut d'une rechute quelque temps après. La maladie ne fit pas d'autres progrès.

Mistriss Thompson, la femme d'un gentleman écossais résidant à Xerès, mourut la nuit même de mon arrivée dans cette ville, dans les bras de son époux, le cinquième jour de sa maladie. Jamais M. Thompson ne se déshabilla jusqu'à sa mort; il la veilla avec la plus vive sollicitude, depuis le moment de l'attaque jusqu'à celui où elle rendit le dernier soupir. Un vieillard, une jeune fille, un enfant contractèrent le même mal. M. Thompson les soigna tous: le vieillard mourut, et les autres se rétablirent; mais M. Thompson et le reste de la famille qui n'avaient jamais eu la maladie, n'en furent point attaqués.

Un montagnard mourut dans la maison d'un déserteur anglais nommé Aran; un enfant tomba malade le cinquième jour après sa mort, et se rétablit : l'Anglais et son fils avec deux autres n'en eurent aucun mal.

La femme de M. Giro, Français, tomba malade le 28 novembre. Cette dame, qui s'imaginait que la réclusion suffisait pour se préserver, elle et sa famille, de l'épidémie, évita toute liaison avec les habitans; elle fut attaquée de la fièvre jaune et se rétablit après une maladie très-dangereuse. Deux de ses petits garçons contractèrent le même mal et moururent pendant qu'elle était en état de convalescence. Deux jeunes filles qui remplissaient auprès d'elle les fonctions de garde malade, un jeune garçon qui lui donnait aussi ses secours, et quatre autres personnes susceptibles de

contracter le venin, échappèrent au danger. Une des filles devint indisposée pendant la maladie des petits garçons, mais
son indisposition ne dura que quelques
jours, et ce n'était pas la fièvre jaune.

Une religieuse, dans le *couvent de la
Conception*, contracta la maladie; elle
fut soignée par le docteur Ferrand. La
malade, en cette occasion, n'avait communiqué avec personne, et les autres
n'en furent point affectées.

Mademoiselle Romero, jeune personne
très-bien née, observa la plus stricte réclusion, n'admettant dans son appartement qu'une servante fidèle; elle tomba
malade, et, après une forte maladie, elle
se rétablit sans communiquer la maladie à
la fille qui lui avait donné ses soins.

Un orfèvre nommé Sébastien Alcedo,
et sa famille qui demeurait sur la *Plaza
de Plateros*, ayant évité de communiquer avec personne pendant l'épidémie
de 1819, continua à se bien porter en

l'an 1820. Ils eurent recours aux mêmes moyens de sûreté, malgré lesquels une jeune fille de onze ans tomba malade. Lorsqu'on s'aperçut de son indisposition, les membres de la famille qui se portaient bien, allèrent habiter dans une autre maison ; aussitôt qu'ils y furent rendus, une jeune fille et un petit garçon tombèrent malades : tous les trois moururent dans quinze jours.

Deux jeunes filles furent attaquées de l'épidémie dans la maison de M. John Gordon ; toutes les deux se rétablirent sans communiquer la maladie aux personnes qui les avaient soignées, quoique la maison fût peu aérée, et que l'air de la chambre des malades fût extrêmement impur.

Dans la rue appelée Semblas, quatre personnes contractèrent la fièvre jaune ; une mourut et trois se rétablirent, tandis que onze personnes qui habitaient la maison, et susceptibles de prendre cette maladie qu'elles n'avaient jamais eue, n'en furent point atteintes. La ventilation de cette habitation était extrêmement mauvaise, et sa communication entre les individus bien portans et les malades fut directe et constante.

Un jeune homme, dans la même rue, contracta la fièvre jaune. La maison était bien aérée : treize personnes qui l'habitaient furent préservées du mal.

Dans une maison sur la place de San Marcos, dix personnes furent affectées de la fièvre épidémique : toutes en moururent. Dix personnes habitant la même maison furent préservées, quoiqu'en communication constante avec les malades : la maison était sale et mal aérée.

Dans une autre maison, trois portes après celle-là, il y eut neuf personnes attaquées de la maladie, dont cinq moururent : sept personnes qui n'avaient jamais eu la maladie ne furent point attaquées, quoiqu'elles soignassent continuellement les malades.

Je ne m'attacherai point à donner de nouvelles preuves que la fièvre jaune ne se propage que dans les lieux où il existe une influence épidémique, du moins que cela n'a point eu lieu en l'an 1820, époque où cette maladie fut des plus fatales, avec un caractère prononcé de malignité. Dans toutes les épidémies qui se sont montrées dans les différentes villes de l'Andalousie en l'an 1800, beaucoup de personnes furent transportées dans les campagnes dès le moment où elles étaient attaquées de la maladie, et beaucoup d'autres devinrent malades en fuyant ces désolantes scènes de mortalité; mais il n'est point à ma connaissance que le mal se soit communiqué aux gardes malades, ou à ceux qui habitaient les mêmes maisons, quoiqu'exposées par cela seul à son influence. En 1820, cette exemption ne se borna point aux habitans de la campagne, ou à des maisons individuelles; mais de grandes cités, dont les localités et la construction étaient très-propres à faciliter le développement du mal, n'eurent point à souffrir de leur communication avec d'autres villes où la maladie exerçait tous ses ravages. Dans tous ces cas, et les exemples en furent nombreux, la maladie disparut avec la mort ou le rétablissement du malade ; on a même observé assez souvent pareille chose pendant les épidémies qui se sont manifestées dans le nord et le sud de l'Amérique, pour que je ne doute point que la propagation de la fièvre jaune ne puisse s'opérer par de simples communications. Je citerai maintenant à l'appui de cette assertion un petit nombre d'exemples authentiques.

Alcala de los Panadores est un village distant de deux lieues de Séville, où on fait le pain nécessaire pour la consommation de cette ville. En 1820, lorsque quinze mille personnes moururent de la fièvre jaune à Séville, les habitans allaient journellement au village pour avoir du pain ; plusieurs d'entre eux y tombèrent malades et moururent sur les lieux ; mais les villageois ne furent point attaqués de cette maladie, probablement parce que l'atmosphère n'était point épidémique : en outre, les personnes fugitives de Séville, au nombre de dix-huit, moururent dans ce village sans communiquer la maladie aux autres habitans.

M. John Gordon, dans une lettre datée de sa campagne, raconte les faits suivans : En l'an 1800, lorsque le père de M. Gordon était procurador major du couvent des Chartreux, distant de Xerès d'environ deux lieues, soixante-dix à quatre-vingts ouvriers y travaillaient journellement : la majorité des ouvriers allaient le soir à la ville, alors affectée d'une épidémie destructive, et plusieurs d'entre eux la contractèrent. Ceux qui tombèrent malades dans le couvent furent transportés dans des chariots à la ville, parce que le procurador ne voulut point souffrir qu'ils y restassent pendant leur maladie, attendu qu'il n'y avait point de médecin sur les lieux ; quelques-uns de ceux qui furent attaqués du mal se cachèrent, et réussirent à se soustraire à la poursuite des inspecteurs, mais moururent en se rendant à la ville ; trente moines et plusieurs domestiques qui n'étaient point dans la ville infectée continuèrent à se bien porter ; pareille chose arriva dans les épidémies subséquentes.

Le même Gordon observe qu'en 1819, la fille d'un homme appelé Puentes Capitas quitta sa maison à Xerès, lorsque l'épidémie s'y déclara, pour habiter à la campagne dans le voisinage, et mourut après une courte maladie : sa famille et ceux qui la servaient ne furent point attaqués de cette maladie.

J'ai été aussi informé par le même individu, et le fait m'a été confirmé par d'autres, qu'au mois de septembre 1820 un officier passa par Cadix et Xerès pour aller voir une dame dont il était amoureux ; à son arrivée à Xerès, il apprit que l'objet de ses affections était à la campagne, d'après cela il ne passa que quelques heures à la ville. Il fut attaqué de la fièvre la nuit de son arrivée à la campagne, et mourut après une courte maladie. La dame soigna son amant depuis le commencement de l'attaque jusqu'à la fin ; et quoique ni elle, ni aucune des personnes qui vivaient dans la même maison n'eussent été attaquées de cette maladie, elle ne.se propagea point.

Il raconte ensuite que le roulier qui allait ordinairement de Montilla à Cadix, chargé d'huile, fut à son retour attaqué d'une fièvre qui portait les marques diagnostiques de l'épidémie. Il mourut après une courte maladie ; mais la famille qui fut exposée à l'influence du mal pendant un temps considérable n'en fut point attaquée.

Quelques jours après le décès d'un homme dans la ville de Burnos, je reçus d'un monsieur, qui habitait alors cette ville, une lettre dont voici copie.

Burnos, 4 décembre 1820.

« J'ai été récemment informé par le vicaire de cette ville que la fièvre jaune s'est de nouveau montrée à Burnos, sans qu'il y ait eu un seul exemple de personnes qui en aient été attaquées une seconde fois. En 1820, seize personnes attaquées de la fièvre épidémique s'introduisirent ici clandestinement, et y moururent : la maladie ne se propagea point. Après que la ville de Espexa eut été presque entièrement dépeuplée par la fièvre épidémique, les habillemens de plusieurs centaines de malheureuses victimes de la contagion furent introduits dans cette ville, et vendus sans infecter un seul individu. Le 7 septembre dernier, un sergent (je ne puis dire de quel régiment) entra dans cette ville venant de Xerès ; malgré la vigilance des autorités et l'activité de la maladie, il se rendit dans la maison d'un de ses amis. Le 11 au matin, le vomissement noir se manifesta ; et seulement alors le médecin informa la commission de Santé qu'il soignait dans ce moment un malade attaqué de la fièvre jaune : on plaça aussitôt des gardes autour de la maison, et le malade mourut le sixième jour. La commission de Santé craignant le mauvais effet que pourrait produire en pareille occasion la négligence de la faculté, condamna à une amende le médecin, qui fut, à ce qu'il paraît, convaincu d'avoir gardé le silence, après avoir été payé pour cet objet. La maladie se termina là.

« Signé F. L. SWEETMAN. »

Suit copie d'une lettre du même, datée de la Ronda, 6 décembre 1820.

« En visitant le 30 septembre la fille du comte de Villa Cresey, je fus informé que la veille au soir, son frère, qui est un médecin, remarqua dans la rue une femme qui était attaquée de la fièvre. Comme les

symptômes et l'extérieur de la femme in-
diquaient l'existence de la fièvre jaune, il
annonça aussitôt que la maladie était d'une
espèce épidémique. On ordonna qu'elle
fût transportée dans un lazareth, où elle
ne vécut que quelques heures ; on trouva
dans sa poche un passeport de Cadix,
sans qu'on pût connaître positivement
combien de temps elle y avait séjourné.
Comme elle n'avait point de domicile dé-
terminé, on craignit qu'elle n'eût librement communiqué avec les habitans, et
que la propagation de la maladie n'en fût
la suite ; mais cette appréhension ne fut
point réalisée, et il n'y eut point dans la
ville d'autres malades de cette espèce.

« Signé SWEESTMAN. »

Pendant l'épidémie de 1820, on fit cam-
per un régiment dans un bois, à la distance
d'un mille et demi de la ville de Xerès.
Quelques-uns des soldats qui, malgré les
ordres contraires, s'introduisirent dans la

ville, furent victimes de leur imprudence ; un officier qui s'était exposé à l'influence de l'air épidémique mourut aussi dans le camp. Néanmoins la maladie ne s'y propagea point. Les garde-malades et tous ceux qui avaient évité d'entretenir des rapports avec la ville y échappèrent.

Quand l'épidémie de 1820 se manifesta, la famille de M. Haurie se retira à la campagne. Le teneur de livres ne se décida point d'abord à suivre la famille ; néanmoins il conçut bientôt des craintes et partit. La nuit de son arrivée à la maison de campagne, il tomba malade ; le médecin qui lui donna ses soins ne put dire précisément à la première visite que c'était la fièvre épidémique ; et, d'après cela, il ne fut pris par la famille aucune précaution contre la contagion. Le malade devint jaune, et mourut après une courte maladie. Trente-six personnes habitaient la même maison, et malgré leur libre communication avec le malade, elles continuè--

rent à se bien porter. Celui qui transporta le cadavre à la ville sur le dos d'un âne, et qui était susceptible de prendre la maladie qu'il n'avait jamais eue, n'éprouva rien de fâcheux.

En 1820, l'hospice général de la ville était placé à une lieue et demie de la ville, où il mourait journellement quarante personnes : la maladie n'alla point jusque-là.

La ville de Puerto Santa-Maria est située à un point central, entre Cadix et Xerès. On répandit généralement, et on accrédita le bruit que pendant l'épidémie de 1820, toutes communications avaient été interceptées entre cette ville et celles qui étaient infectées de la contagion, ce qui dans la vérité n'était point, car j'y ai passé moi-même sans obstacles en quatre occasions différentes. Quelques malades de la fièvre jaune moururent dans la ville de Puerto Santa-Maria ; plusieurs personnes de Xerès et de Cadix y tombèrent malades. Toutes les villes et tous les villages d'alentour communiquèrent avec elles , et cependant la maladie se borna à quelques individus qui la contractèrent dans les villes infectées, et qui en moururent, ou guérirent sans communiquer avec les habitans de la ville.

L'île de Léon , ville assez étendue , est située près de Cadix. La communication entre ces deux villes fut libre pendant le mois qui suivit l'apparition de la fièvre épidémique ; malgré cela les habitans conservèrent leur santé , il n'y en eut qu'un qui mourut de la fièvre jaune ; ceux qui le soignèrent n'en furent point attaqués.

Puerto-Real est une grande ville bordant la baie de Cadix. Les habitans de Cadix et de Xerès communiquèrent avec ceux de cette ville sans qu'ils en souffrissent.

Chiclana, petite ville, est à la distance de trois lieues de Cadix. Le fils de l'ordinario ou messager, qui communiquait avec les villes infectées, y devint malade ; mais il fut le seul.

Un homme qui contracta la maladie à Xerès, tomba malade à Alcala de la Gasules, village dans les montagnes, à quatre lieues de distance de Xerès, et mourut : il y eut dans le même temps quatre personnes attaquées de la fièvre intermittente. Quoique le village n'en fût point alarmé, elle excita les plus vives appréhensions dans quelques parties du voisinage, où il paraît qu'il y avait des partisans de la doctrine de la contagion; cependant il n'y eut rien de fàcheux.

Un homme qui avait communiqué avec les habitans de Xerès, tomba malade dans un petit village appelé Puerta de la Campana, mais sans que les habitans eussent eu à en souffrir.

Les exemples de personnes de Cadix et de Xerès qui furent malades dans les villes, villages et maisons de campagne voisines, et même plus avant dans l'intérieur, furent trop nombreux pour en donner des détails; il suffira d'assurer que la maladie n'attaqua personne dans les lieux où les malades épidémiques étaient soignés; et je pense que cela mène naturellement à conclure que, même dans les circonstances les plus fâcheuses, la fièvre jaune ne se propage point, excepté dans les atmosphères épidémiques.

CHAPITRE IV.

Symptômes de la fièvre jaune, tels qu'ils se manifestèrent dans les tempéramens sanguins.

La fièvre jaune de Xerès a extrêmement varié dans la manière d'attaquer les
malades et dans ses résultats, selon les causes locales ou les tempéramens de ceux
chez qui elle se manifestait. Comme il
serait difficile de décrire les différens as-
pects sous lesquels elle se montra, je m'attacherai à analyser ses symptômes sous
deux points principaux, le premier dans
lequel prédomine une extrême énergie
vasculaire, et le second dans lequel au
contraire il y a absence de pouvoir vasculaire. J'espère que les distinctions que
je fais suffiront pour l'élucidation de ce
sujet. La cause de la maladie est une; le
mode d'attaque varie selon les circons-

tances et le tempérament du malade ; et comme il existe un grand nombre de causes contingentes qui agissent. pour communiquer la maladie d'un individu à un autre, l'écrivain qui traite ce sujet décrit la maladie selon l'impression des symptômes sur les différentes séries.

La première *variété* ou *forme* de la fièvre que j'entreprendrai de décrire manifeste son action principale sur le système vasculaire. Cette maladie, quoique extrêmement alarmante d'après la violence des symptômes qui succèdent à la période de l'invasion, n'est point très - dangereuse si elle est traitée avec les soins convenables ; mais si elle est négligée ou abandonnée à la nature, elle tend rapidement à la destruction du malade ; ses attaques sont. le plus souvent soudaines, quoique quelquefois graduelles : la période immédiate de l'invasion étant pendant quelques jours précédée de maux de tête et de sensations désagréables dans l'estomac. L'attaque est ordinairement indiquée par un froid qui se fait sentir aux extrémités et s'étend graduellement au dos et aux reins. Il est presque toujours remplacé par des frissons qui se prolongent plus ou moins. Les forces sont en général si peu diminuées pendant les premiers momens qu'on peut à peine se croire malade. L'appétit est quelquefois extraordinairement bon, les esprits plus ou moins animés, la voix plus forte et plus claire qu'à l'ordinaire, la conversation aisée, raisonnable et rarement incohérente; mais les lèvres du malade tremblent quand il parle, et on a observé qu'elles étaient en mouvement lors même qu'il ne parlait pas; alors il ne tarde pas à devenir inquiet sur sa situation et va se coucher, ou a recours à son médecin pour connaître la cause de ses nouvelles sensations. Il est attaqué d'un mal de tête qui est ordinairement très-fort, et lui cause quelquefois des douleurs insupportables, dont le siége est principalement confiné

dans le front ; l'œil est rouge, la contenance triste, le pouls irrégulier, rarement au-dessus de quatre-vingt-dix. La
peau, pendant le temps des frissons, est
quelquefois couverte d'une sueur visqueuse.

Ces symptômes, qui marquent communément la première période, continuent
ordinairement jusqu'à la cinquième heure;
alors la maladie étant dans sa force, le
malade éprouve presque toujours de l'a-
gitation et paraît disposé à parler très-
haut; des accès passagers de chaleur, semblables à ceux produits par un fer rouge
qu'on approcherait de très-près de la surface du corps, se manifestent rapidement
sur le front et sur les joues, cessant et se
reproduisant par intervalle, et laissant
après eux dans ces parties une sensation
désagréable de froid. Cette sensation continue pendant quelques heures pour être
définitivement remplacée par une rougeur qui s'étend à tout le corps et qui va

quelquefois jusqu'au cramoisi; en général, l'œil indique l'existence de la maladie du moment même où elle attaque l'individu; il arrive souvent que l'œil et l'expression du visage annoncent ses approches, même avant que les frissons n'aient commencé à se faire sentir. L'œil est enflammé, douloureux, ne se meut que difficilement, ne peut supporter la lumière, est saillant et agité, la conjonctive surchargée de vaisseaux rouges avec inflammation des membranes qui bordent les paupières inférieures; quelquefois l'expression du visage est sombre, triste et négligée; quelquefois aussi livide, annonçant les plus vives anxiétés. Le malade répond négligemment, néanmoins correctement aux questions qui lui sont faites, de manière cependant à prouver au médecin qui le soigne que son intellect éprouve quelque altération; la langue est ordinairemens bonne pendant les premières heures, mais change ensuite, et après un court intervalle devient chargée et blanche, quelquefois âpre et sèche, quelquefois aussi couverte d'une matière glutineuse qui s'attache fortement à la surface. L'intérieur du nez est sec; il existe un désir de cracher sans pouvoir y satisfaire, parce que les secrétions salivaires sont promptement altérées au point de devenir une matière visqueuse et tenace qui diminue graduellement en quantité, en proportion des progrès de la maladie. La bouche est ardente, les lèvres pâles et desséchées; la soif est quelquefois pressante, beaucoup moins forte dans d'autres momens, et les artères temporales battent violemment. L'estomac est irritable; une douleur aiguë, qui augmente par la pression, se fait toujours sentir au scrobicule du cœur; les intestins sont le plus souvent constipés; et quand il en est autrement, les évacuations sont aqueuses, rarement bilieuses ou féculentes; l'abdomen est douloureux lorsqu'il éprouve une pression; le corps ressent en général une grande chaleur toutes les fois que les sueurs accompagnent le développement de la maladie; elles sont de courte durée et partielles, étant bornées au front et à la poitrine, rarement assez abondantes pour donner l'espoir d'un bon résultat. Le pouls est ordinairement de soixante-dix à quatre-vingt-dix, et plein. L'évacuation urinaire est diminuée, souvent suspendue, toujours fortement colorée. Les douleurs des membres et du corps sont quelquefois excessives, surtout dans les gras de jambes.

Ces symptômes diminuent communément dans douze heures, à dater du commencement de la maladie; mais cette diminution ne va que jusqu'au point qu'on peut appeler intermission. A l'époque dont je parle, elle fut le plus souvent si peu distincte et les symptômes reparurent avec une telle aggravation, que je suis plus disposé à attribuer ce changement à l'effet des remèdes employés qu'à tout autre cause ; néanmoins, dans quelques cas, il y avait un changement distinct dans les vingt-quatre heures, les symptômes augmentant en général de violence depuis le commencement de l'attaque jusqu'à cette période. Alors la diminution de l'irritation fébrile devenait évidente, ce qui était indiqué par une diminution du mal de tête, des douleurs dans les extrémités, de la chaleur de la surface, et en général de toutes les affections fébriles. Ce changement dans l'état du malade est ordinairement accompagné d'une légère moiteur ou d'une sueur abondante qui s'étend jusqu'aux extrémités et qui néanmoins procure quelque soulagement.

La diminution de l'agitation fébrile se manifeste ainsi quelquefois vers la vingt-quatrième heure, quoique le plus souvent il n'y ait point de changement perceptible ; mais, qu'il le soit ou non, la fièvre augmente à dater de cette époque ; vers la vingt-cinquième heure, le mal de tête,

s'il avait précédemment diminué, revient
et augmente quelquefois au point de causer le délire. Le visage est enflammé, et
indique une grande souffrance; l'œil, qui
éprouve rarement quelque altération de
la diminution temporaire de l'irritation fébrile, devient alors plus terne et plus abattu; il y a dans son orbite quelque chose
qui indique une chaleur brûlante, et (si la
rougeur avait précédemment existé) les
signes inflammatoires augmentent. A cette
période, l'aspect de l'œil varie infiniment
selon les différens sujets; mais, en général,
il est rouge, brillant, et craignant de regarder; ressemblant quelquefois aux yeux
du chat dans le crépucule ou à ceux d'un
ivrogne dans les momens d'ivresse. Les
traits ont une expression particulière, difficile à exprimer par des paroles, indiquant
une tristesse morne, qui, avec l'état de
l'œil, constituent les marques diagnostiques auxquelles il est difficile de se mé-
prendre lorsqu'on a pu les remarquer une

première fois. La soif et l'épaisseur de la langue augmentent ; les lèvres sont ridées, brûlantes et desséchées ; la respiration est accélérée et oppressée. Le pouls éprouve peu de changement ; l'estomac est en général irritable ; la liqueur qu'il rejette est ou claire, comme résultat de la boisson ordinaire, ou noire et visqueuse ; la douleur de l'abdomen est grande et augmente par la pression. Si les selles ne sont pas dès le principe d'une couleur foncée, elles deviennent alors brunes ou noires et sont aqueuses. L'écoulement urinaire est peu abondant et souvent entièrement suspendu. Les douleurs dans les extrémités sont extrêmement fortes à cette période ; les éructations venteuses se manifestent vers la fin du second jour, et s'accroissent considérablement par une position élevée. Ces symptômes, sujets à des modifications, redoublent ordinairement de violence de la vingt - quatrième à la quarante-huitième heure. Alors la dimi-

7.

nution de la fièvre devient de nouveau évidente ; le mal de tête disparaît et revient rarement; après cette période, la chaleur du corps diminue ; le malade , pendant de courts instans , éprouve un bonheur comparatif.

Ce second changement est d'une durée aussi courte, aussi incertaine que le premier; il est ordinairement remplacé par une aggravation de tous les symptômes, qui vont toujours en croissant, jusqu'à la soixante ou soixante - deuxième heure. Alors si la maladie doit se terminer d'une manière fatale, la fièvre se calme soudainement sans aucune évidence ostensible de crise; la peau devient froide et visqueuse; les douleurs s'apaisent; les traits reprennent un air serein et l'œil redevient animé ; la conjonctive qui est surchargée de veines, prend une teinte jaunâtre, et le corps une couleur d'olive; la langue est humide, la croûte commence à se séparer, et la soif, s'il en existe, s'apaise entièrement. Le pouls est régulier, presque comme en état de santé. Les pieds sont froids, et le malade demeure quelque temps dans un état entièrement dégagé d'anxiété ou de souffrance. A la fin, il devient inquiet et s'agite dans son lit ; il sent une oppression dans le creux de l'estomac ; et, après quelques minutes, il vomit une quantité de matières qui ressemblent à du marc de café. Alors il se trouve mieux et ses traits paraissent plus sereins.

Les symptômes précédens succédant immédiatement à l'irritation fébrile indiquent, le troisième, cinquième ou septième jour, un mouvement rétrograde dans le cours de la fièvre qui peut, d'après mon opinion, être considéré comme d'un funeste présage. Lorsqu'ils se manifestent le troisième jour, il est probable que le malade aura cessé d'exister le cinquième ; mais lorsqu'il en manquera plusieurs, et que ceux qui se manifestent

sont à un degré moins violent, la maladie se prolonge, et le malade ne devra
mourir que le septième ou huitième jour.

Si la fièvre continue ou augmente le
troisième jour ; si la chaleur du corps augmente, que les vomissemens disparais-
sent, et que le pouls conserve sa force ordinaire, tandis que le visage prend un
air serein, alors on peut concevoir de fortes espérances d'un prochain rétablissement.

Les symptômes précédens sont ceux qui
caractérisent ordinairement cette sorte
de maladie dans son principe jusqu'à la
mort. Il y eut néanmoins des cas où
son approche fut plus soudaine et distin-
guée par des symptômes d'une nature
plus ou moins violente, son action sur le
système étant assez prompte pour ressembler à une commotion électrique. En
pareil cas le malade est privé de tout sentiment et de mouvement, sans éprouver
aucune indisposition précédente. Il tombe

comme frappé d'un coup violent, est bientôt plongé dans l'égarement et le délire, et souvent sa bouche est écumante. Cette période, si on peut l'appeler ainsi, est de courte durée; le délire cesse, ses sens reviennent en ouvrant les yeux. (Ce qu'il paraît faire avec beaucoup plus de difficulté.) Il voit tout ce qui l'entoure de l'air du plus profond étonnement; la tête éprouve bientôt des élancemens insupportables, les yeux s'enflamment, la langue paraît rouge et sèche, et la peau brûlante. Ces symptômes augmentent pendant un temps donné. Alors si on n'a pas recours aux mesures les plus actives, la mort, précédée d'hémorragie par la bouche, le nez et l'anus, terminera cette triste scène le second ou troisième jour, quelquefois plus tôt.

CHAPITRE V.

Traitement de la maladie, telle qu'elle se manifeste dans les tempéramens sanguins.

CETTE espèce de fièvre est si dangereuse que les secours ordinaires de la médecine, et ceux qu'il était possible de se procurer dans la ville de Xerès, furent souvent insuffisans pour la combattre avec succès. Sa marche est si rapide qu'elle laisse peu de temps pour réfléchir; car si on laisse passer les premières heures sans prendre quelques mesures hardies et positives, on doit très-peu compter, ou même pas du tout, sur le succès de toutes les tentatives subséquentes. Cette espèce de fièvre, ainsi qu'on a pu en juger par l'analyse précédente, et d'après les résultats que donnent plusieurs dissections, est incontestablement d'une espèce inflammatoire. Si le malade qui en est attaqué est soumis au traitement lorsque le mal est encore dans sa première période, je recommanderais qu'on le plongeât dans un bain chaud de haute température pour y rester quinze ou vingt minutes, ou jusqu'à ce qu'on eût frotté avec soin tout le corps avec de la flanelle commune ou une brosse faite pour cet usage. Après quoi on doit l'essuyer avec soin et le mettre au lit. Il faut ensuite ouvrir une veine à un ou aux deux bras, et laisser couler le sang jusqu'à ce que le pouls éprouve un changement décidé ou qu'il survienne un évanouissement résultant de la perte actuelle du sang. Alors il faut sur-le-champ faire la ligature au bras ; on regarde, en pareil cas, la saignée comme le moyen d'arrêter le mal, parce qu'elle ralentit l'impulsion des organes affectés. J'en ai fait moi-même l'expérience en plusieurs cas, et toujours avec un avantage décidé. Dans

quelques uns elle parvint sur-le-champ
à arrêter le mal; dans d'autres, elle fut
suivie d'abondantes sueurs; et dans tous,
lorsqu'il en fut fait un usage suffisant,
elle dissipa le mal de tête et le malaise
général. Dans les effets extrêmement salutaires que l'on remarqua résulter du grand
usage de ce remède pendant la violence
de l'épidémie de 1820, je pense être très-
fondé à assurer que si j'avais eu à ma disposition les autres auxiliaires nécessaires
pour traiter les fièvres avec succès, la
mortalité aurait comparativement été
presque nulle, et, selon toutes probabi-
lités, n'eût pas excédé un ou deux sur
vingt. La manière d'extraire le sang, et la
quantité à en tirer varient considérablement, selon les circonstances et l'état dans
lequel se trouve le malade. Si le mal de
tête est violent, l'œil rouge, enflammé et
proéminent, le visage enluminé, les membres douloureux, l'estomac malade, avec
un malaise général dans tout le système,

et le pouls très-fort, on devrait placer le malade sur le dos et lui ouvrir une veine pour en laisser couler le sang jusqu'à ce qu'il survînt un évanouissement, après lequel il convient d'administrer un puissant cathartique composé de calomel et de jalap ou de l'extrait composé de coloquinte, suivi d'une solution de sel avec une infusion de séné. On peut y ajouter une quantité de liqueur ammoniaque acétatée, assez forte pour agir sur la peau, tandis que le purgatif agit sur les intestins. Si ces remèdes opèrent lentement ou qu'il n'en résulte point d'évacuation par en bas, il est rare que l'effet désiré ne soit point produit par une potion stimulante composée d'une teinture de myrrhe et d'aloès (une drachme de chacun pour une dose), ou de jalap et de rhubarbe, et une teinture de jalap, lorsque le malade a été saigné et les intestins évacués. S'il existe beaucoup d'irritabilité dans l'estomac, il serait essentiel d'appliquer un très-grand vésicatoire à la région épigastrique, et de faire prendre chaque heure ou demi-heure au malade, selon l'urgence des symptômes, quelques goutes de teinture d'opium. Si le mal de tête revient après la saignée et les autres évacuations (ce qui n'arrive que rarement), on doit raser la tête et appliquer des vésicatoires sur les tempes et la nuque du cou, en les prolongeant vers le bas entre les épaules, et, pendant ce temps, frotter sans interruption la tête avec des lotions froides, composées de jus de citron, de vinaigre et d'eau, jusqu'à ce que tout malaise soit calmé. Le soir ou vers la dixième heure, après que l'attaque a commencé, je recommanderai le pédiluve ou bain de pieds de préférence au bain général, comme étant aussi efficace et beaucoup moins fatigant pour le malade. Ce bain de pieds doit être disposé de la manière suivante. Il faut placer auprès du lit sur lequel le malade est couché, un tube d'une hauteur égale à celle de ce même lit, et le remplir d'eau chauffée à un très-haut degré, après avoir fixé solidement le tube. Le malade doit être doucement transporté vers le bas du lit, en sorte qu'au moment où les jambes et les pieds sont dans le bain, il se trouve parfaitement à son aise. Il faut alors placer au-dessus du bain une partie des couvertures, de manière à ce que la vapeur puisse librement s'élever vers le haut du corps pour exciter une moiteur égale sur toute la surface. Un bain de cette espèce, s'il est donné au malade avec les soins convenables, produira un très-bon effet. Son usage fut très-utile à Xerès et servit en plusieurs occasions à procurer d'abondantes sueurs, adoucir l'irritation et souvent à provoquer le sommeil. Lorsque le malade est replacé dans le lit, après le bain de pieds, il faut avoir grand soin de changer les couvertures.

Si, pendant la première journée où la

maladie commence, on peut faire avec les soins convenables le traitement que j'ai indiqué, cela suffira ordinairement pour arrêter la maladie, et souvent pour faire disparaître entièrement la fièvre le second jour et même le premier; si le mal est violent, du calomel et de la poudre de James en forme de pilules, donné toutes les deux heures dans la proportion de cinq grains du premier contre quatre du dernier, sont un remède inappréciable. Cette combinaison, malgré les effets nauséatiques de la poudre de James, reste souvent dans l'estomac, lors même qu'il ne peut rien garder autre chose; elle maintient les intestins ouverts sans purger d'une manière douloureuse et alarmante, comme le font souvent les purgatifs violens; tandis qu'en opérant en même temps sur le système en général, elle produit les plus heureux effets. Il faut répéter le bain chaud le second jour. Si les symptômes indiquent la nécessité de la lancette, la veine doit être ouverte, et pendant que le corps est dans l'eau on peut tirer en toute sûreté une grande quantité de sang. Si l'irritation de l'estomac continue toujours, on peut répéter les potions effervescentes avec de la liqueur d'amoniaque acétatée, et de la teinture d'opium ou une faible solution de superacétate de plomb, ou du sulfate de zinc, parce que souvent cela diminue le vomissement, sans arrêter les effets purgatifs du calomel.

Des fomentations dans les plus basses extrémités sont toujours très-salutaires à cette période, parce qu'elles sont en général affectées d'une douleur obtuse, susceptible d'être très-calmée par l'application de flanelles bien imbibées d'eau chaude, et changées toutes les cinq ou six minutes. Si la peau est douloureuse et sèche, des frictions avec des huiles chaudes et stimulantes seront salutaires, et dissiperont les constrictions de la surface ; le troisième jour, si le système n'est point sous l'influence du mercure, il sera bon de continuer les

pilules de calomel, en y joignant l'ammoniaque, le camphre et l'opium pour exciter une action artificielle.

Le lecteur observera que dans le traitement des cas mentionnés dans le cha-
pitre suivant, de puissans stimulans furent employés quelquefois à la fin du second jour, et généralement le troisième.
Dans tous ceux de ces cas qui se terminè-
rent malheureusement sous ma surveil-
lance, les symptômes acquirent de la violence, depuis la période de l'invasion jusqu'au troisième jour, époque à laquelle
l'agitation fébrile diminuait sans marques
sensibles d'une crise salutaire ; et ce changement était toujours l'avant-coureur de
là mort. Je n'ai point vu un seul malade
guérir, lorsque ce changement était sensible. Les choses prenaient ensuite un
cours rétroactif, et la vie s'éteignait graduellement. On devait donc donner le second et le troisième jours des remèdes stimulans dans la vue d'exciter dans tout le

système une action artificielle, pour que
le malade pût franchir la période de la dé-
pression, et être à tout événement préservé
de sa destruction.

L'application des vésicatoires, le deuxième et le troisième jour, seront extrêmement salutaires, et dans plusieurs circonstances il sera très-essentiel de donner au
malade du vin à volonté. Celui qui sera
traité de la manière que je viens d'indi-
quer, depuis le moment de l'attaque jusqu'au troisième jour, guérira souvent d'une
manière aussi certaine que rapide ; il
pourra en général se promener le septième
jour.

Les cas suivans montrent le plan que
je suivis à Xerès, pour la guérison de cette
maladie, dans les circonstances les plus
difficiles et les plus fâcheuses.

CAS.

PREMIER CAS.

François Rorque, prêtre Irlandais, de l'ordre des Capucins, âgé de vingt ans, et d'un tempérament robuste, contracta la fièvre jaune le 17 octobre 1820. Je vins le voir deux heures après l'attaque, et le trouvai au lit; il me reçut avec une gaieté extraordinaire, divagua, fit plusieurs questions, mais parut être indifférent sur les réponses. Sa tête était violemment affectée, le front surtout enluminé; les joues rouges, et la rougeur circonscrite; l'œil enflammé et brillant; la langue blanche et un peu chargée; le pouls à soixante-quatorze pulsations, plein et fort; les intestins constipés. Il n'y avait point eu d'évacuations depuis les quatre derniers jours.

J'ouvris la veine du bras, et j'en tirai trois livres de sang: ce qui dissipa le mal de tête sans altérer matériellement l'état du pouls; je fis administrer des purgatifs et des fomentations aux plus basses extrémités.

Le 18 octobre, la médecine produisit pendant la nuit de très-abondantes selles, qui étaient d'une couleur naturelle; mais vers le matin elle devinrent noires et aqueuses ; l'estomac était irritable et la tête légèrement souffrante; l'œil surchargé de vaisseaux rouges, aqueux, et brillant; la langue très-chargée; la soif ardente; les lèvres sèches et brûlantes; l'air triste ; le pouls à soixante-quatorze pulsations, violent et plein; des éructations fatigantes, lorsque le corps était sur son séant.

J'ordonnai de faire prendre au malade du calomel, de l'antimoine tartarisé et de l'opium en forme de pilules, toutes les deux heures, avec des boissons effervescentes; des pédiluves.

Le 19 octobre, le malade passa une mauvaise nuit; l'irritabilité de l'estomac

continua ; les évacuations furent extrêmement fréquentes ; le scrobicule du cœur
très-douloureux ; l'anxiété était peinte
dans ses yeux égarés et abattus ; la langue
chargée, blanche et sèche ; la bouche et les
lèvres brûlantes ; la peau sèche ; l'abdomen
tendu et sensible à la pression ; les évacuations aqueuses, noires et douloureuses.

Je fis appliquer un grand vésicatoire sur
l'estomac, un autre sur la nuque du col, s'é-
tendant entre les épaules. Je prescrivis du
calomel camphré et de l'opium, toutes les
deux heures, avec des potions effervescentes de liqueur ammoniaque acétatée, des
frictions à la surface avec des huiles chaudes stimulantes, et j'ordonnai qu'on don-
nât à volonté des boissons acidulées rafraî-
chissantes.

J'étais assis à côté du lit du malade six
heures après lui avoir prescrit les remèdes
précédens, et avoir trouvé chez lui un
changement en mieux, lorsque tout à
coup il devint inquiet et souffrant, l'es-

tomac très-douloureux. Je tâtai le pouls qui était doux et compressible ; la température de la peau était naturelle ; les évacuations devinrent très-fatigantes ; la figure triste, et il vomit une quantité considérable de matières noires : alors le vomissement s'arrêta, la douleur diminua et enfin cessa totalement. Un grain d'opium.

Le 20 octobre, il dormit après l'opiate ; trois ou quatre évacuations fétides furent produites dans la nuit par une purgation de teinture de myrrhe et d'aloès qui avait été donnée la veille au soir. Le visage était plus serein qu'à aucune des visites précédentes, et l'œil vif, la conjonctive d'une teinte jaune, les lèvres sèches et brûlantes, la langue chargée, humide et d'une couleur brune foncée; la soif dissipée, la chaleur de la surface inférieure naturelle, les éructations revenant par intervalle et extrêmement pénibles. Lorsque le malade était sur son séant, les intestins étaient extraordinairement agités ; du sable ressemblant à de la poudre à canon déposé au fond du bassin après chaque évacuation.

J'ordonnai du calomel, du camphre, de l'opium, des potions effervescentes et de la liqueur ammoniaque acétatée.

Le 21 octobre, quelque irritabilité d'estomac pendant la nuit; mais le visage assez bon, la conjonctive couleur de jaune sale, la langue meilleure, les lèvres sèches et décolorées, la peau molle, et la chaleur de la surface au - dessous du naturel; le pouls développé et inélastique, les évacuations noires, aqueuses et fétides. Douleur au scrobicule du coeur.

Deux grands vésicatoires à l'épigastre; continuer les pilules de calomel, camphre et opium, et des frictions mercurielles aux cuisses.

Le 22 octobre, le vomissement noir revint le matin de ce jour et continua. Le malade parut très-inquiet; la langue bonne, la peau d'une couleur jaunâtre; le pouls donnait soixante-dix pulsations et était compressible ; les extrémités inférieures froides ; des hoquets étouffés.

Le soir, fréquens vomissemens noirs ; pendant la journée le froid s'étendant sur toute la surface, et les hoquets étouffés augmentant. Le pouls se développa, et le délire vint. Le malade mourut à 9 heures.

SECOND CAS.

Un déserteur anglais nommé Aran, âgé de trente-cinq ans, et d'un tempérament robuste, fut attaqué de la fièvre épidémique dans l'après-midi du 14 novembre. Je fus le voir une demi-heure après la période de l'attaque ; il éprouvait des tournoiemens de tête, mais sans douleur. Il avait sur le visage une rougeur circonscrite, l'œil enflammé et incapable de supporter l'éclat de la lumière. Ses lèvres tremblaient en parlant, et il s'exprimait d'une manière incohérente. Sa langue était bonne, les lèvres sèches et blanches, la soif ardente, le pouls à quatre-vingts pulsations, plein et élevé, la peau brûlante. Il se plaignait d'éprouver de grandes douleurs dans les extrémités inférieures.

Je lui tirai du bras trois livres et demie de sang, ce qui amena une syncope, et il fut considérablement soulagé. J'ordonnai un purgatif; mais n'étant point marié, et n'ayant personne pour le soigner, il ne fut pas possible de lui administrer d'autres secours.

Le 14 octobre, lorsque je vins voir le malade ce jour-là de grand matin, je le trouvai dans un état total de faiblesse et d'abandon, sans personne pour lui donner des soins. Le visage était rouge, l'œil enfoncé, et d'une couleur jaune; la vue bonne, la poitrine couleur de plomb, la langue bonne, et une soif dévorante, le pouls élastique, fort et plein, la peau ardente; les évacuations avaient été abondantes, noires et aqueuses.

J'ordonnai du calomel, du camphre, de l'opium pour adoucir l'irritation et amener le sommeil.

Le soir, le camphre et l'opium ne produisirent point l'effet désiré. Le malaise général et l'irritation fébrile étaient augmentés ; le visage et le maintien comme dans la matinée ; l'œil rouge, luisant, et présentant un aspect effrayant ; la peau très-ardente, les selles noires comme de l'encre ; point de secrétion dans l'urine ; par intervalle des vomissemens d'une matière brune et visqueuse.

Camphre et opium.

N. B. Le malade n'ayant personne pour le soigner chez lui fut conduit à l'hôpital.

16 octobre. On me dit qu'il avait passé une mauvaise nuit. Quelques vomissemens par intervalle : ils n'étaient point noirs ; l'irritation fébrile un peu diminuée, la rougeur du visage pas aussi forte, l'œil plus animé et naturel, la vue bonne, la langue point chargée, les lèvres brûlantes et pâles, le pouls libre, la chaleur de la peau diminuant ; il avait un peu uriné dans la matinée.

Le calomel, l'opium et le camphre ré-
pétés ; des vésicatoires à la nuque du cou
et au gras des jambes ; des synapismes aux
pieds. Un peu de vin pour soutenir la
chaleur du corps qui, en ce moment, diminuait graduellement.

17 octobre. La nuit fut comparativement bonne, les traits plus sereins, le visage pâle, la langue rouge et matée, la
soif plus forte, le pouls faible, compressible, les évacuations très-fréquentes,
aqueuses, noires et de matières putrides ;
l'urine supprimée ; les vésicatoires ne don-
nant presque plus.

J'ordonnai un mélange de camphre,
d'ammoniaque, de vin et d'eau-de-vie, etc.

Le 18 octobre, le pouls à peine susceptible, et le froid gagnant graduellement depuis les pieds ; un violent délire
et des hoquets.

Le malade mourut à minuit.

TROISIÈME CAS.

Nicolas Antibenas, âgé de vingt-deux ans, fut soudainement attaqué, dans la nuit du 10 octobre, d'un violent mal à la tête ; nausées et irritation fébrile générale. Je vins le voir dix heures après le premier moment de l'attaque ; la tête, vers le front, était très-douloureuse ; les yeux rouges et transparens, l'air inquiet et indiquant un malaise général ; les extrémités inférieures douloureuses, un froid et une plénitude d'estomac très-fatigans.

Je lui tirai deux livres de sang, qui firent disparaître le mal de tête et dégagèrent l'estomac ; ensuite un purgatif de calomel et de jalap.

Le soir la fièvre ne diminua pas du tout ; les battemens du pouls furent violens, mais le mal de tête ne reparut plus ; il perdit plus de deux livres de sang, qui amenèrent une syncope ; le purgatif fut répété, et ensuite des potions effervescentes toutes les deux heures.

Le 11 octobre, on me dit que le malade avait passé une mauvaise nuit; il vomissait par intervalle; l'œil était rouge, la langue blanche et chargée ; la soif ardente, la chaleur de la surface excessive; l'abdomen gonflé et sensible à la pression; quelques évacuations noires; l'urine rare, émise avec douleur.

Des pilules de camphre et d'opium humectées, précipitées vers le bas par des potions effervescentes.

12 octobre. L'estomac fut irritable pendant la nuit; il y eut trois évacuations de couleur noire. Les remèdes continuèrent.

13 octobre. Le visage prit un air plus serein; la langue vermeille; les intestins dégagés, et les selles plus naturelles; le pouls énergique et plein; les gencives douloureuses; une légère salivation.

Je fis continuer les remèdes, mais sans calomel.

Le 14 octobre, le malade entra en convalescence.

QUATRIÈME CAS.

Le docteur Gibbon, praticien anglais à Cadix, fut attaqué de la fièvre épidémique le 14 septembre 1820. Les symptômes avaient le caractère le plus grave, lorsque je vins le voir pour la première fois. Je lui tirai deux livres de sang, qui amenèrent une légère syncope ; malgré cela les symptômes continuaient à être toujours les mêmes, et je fus de nouveau obligé de lui tirer une palette et demie de sang, qui produisit les meilleurs effets. Les symptômes fâcheux revinrent néanmoins le second jour; je lui tirai encore une livre et demie de sang ; à dater de ce moment sa convalescence devint rapide.

Le médecin dont je viens d'esquisser la maladie fut assez obligeant pour me donner la description des trois cas suivans, où il opéra lui-même pendant l'épidémie qui se manifesta à Cadix en 1820.

CINQUIÈME CAS.

Le beau-frère de M. Butler, négociant à Cadix, fut attaqué de la fièvre épidémique le 8 octobre 1820 : les symptômes étant très-alarmans, on lui tira du bras sept livres de sang. Dans les cinq premiers jours le calomel et la poudre de James furent administrés, dans la proportion de vingt grains du premier, et cinq de l'autre, avec des potions effervescentes qui produisirent le bon effet d'arrêter le vomissement ; l'engourdissement des intestins fut dissipé par des potions composées de rhubarbe, de jalap, de teinture de jalap et d'eau. La guérison de ce malade fut prompte ; il fut en état de marcher le treizième jour.

SIXIÈME CAS.

Jean Hore devint indisposé le 2 octobre 1820 : les symptômes furent très-violens, comme cela était ordinaire dans cette épidémie. On lui tira trois livres de sang ;

on lui donna en dose abondante du calomel et de la poudre de James ; et le
malade entra en convalescence le cinquième jour.

Je vais maintenant rendre compte de
deux exemples de fièvres épidémiques,
traitées par des médecins espagnols, l'un
à l'hôpital de Juan de Dios, à Cadix, et
l'autre à Xerès.

SEPTIÈME CAS.

Hyacinthe Valverdes, âgé de trente ans,
d'une forte constitution, fut admis dans
l'hôpital de Cadix, le 24 août 1820, attaqué de la fièvre épidémique. Les symptômes continuèrent à être fâcheux jusqu'au 5 septembre, lorsqu'après, par
suite de la maladie et d'une extrême sécheresse, la langue se fendit en plusieurs
endroits et donna une grande quantité de
sang, ce qui probablement amena sa convalescence. Il se promenait chaque jour
quelques heures ; son appétit était bon, le

pouls petit et contracté; l'ensemble de son extérieur annonçait néanmoins quelque mal caché. Le 7 septembre, il fut de nouveau retenu dans son lit, et son pouls était à peine perceptible. Il avait l'air inquiet et abattu. On distinguait une teinte jaunâtre vers l'estomac et à la conjonctive de l'œil; le pouls n'était pas perceptible. Cependant le malade avait toujours bon appétit; l'abdomen était douloureux, tendu et gonflé, et on observait un petit bruit en le pressant; les évacuations du ventre étaient aqueuses et noires; l'urine en petite quantité; mais il dormit assez bien; la peau était sèche et ardente. Le 9, il reprit une force étonnante, quoique le pouls continuât toujours à être insensible. Pendant le dixième et une partie du onzième jour ces symptômes continuèrent; vers la fin du onzième les forces l'abandonnèrent, et le douzième, après quelques évacuations en diarrhée, il expira.

HUITIÈME CAS.

Genario Vicario, jeune homme robuste et d'une grande force musculaire, fut attaqué de la fièvre épidémique, et admis par ce motif à l'hôpital de Xerès le 11 novembre 1820. La maladie ne s'annonça pas d'abord pour devenir dangereuse ; mais, le troisième jour, les symptômes devinrent sérieux. Les hoquets et la dyspnée se manifestèrent le sixième jour, et il mourut le neuvième.

NEUVIÈME CAS.

Antonio Morateni, âgé de dix-neuf ans, tomba soudainement malade le 6 novembre au matin. Je vins le voir deux heures après que l'attaque eut commencé.

Le front était douloureux; il y avait des battemens aux tempes; le visage était rouge, les yeux mornes, la soif ardente, la langue bonne. Le pouls donnait soixante-dix-huit pulsations, et était très-agité; le malade ressentait des douleurs très-vives dans

les extrémités ; les intestins étaient constipés ; point de froid.

Saignée de deux livres et demie. Une
purgation de calomel et de jalap le soir.
Le mal de tête qui avait été soulagé par
la saignée revint, mais moins violent. Les
extrémités étaient sans douleur, la langue
blanche, la soif ardente, les lèvres brûlantes ; les yeux brillans, aqueux et surchargés ;
les joues enluminées ; des sueurs partielles ;
les intestins toujours constipés. Le pouls
à soixante-dix-sept pulsations ; l'abdomen
tendu et éprouvant une légère douleur à
la pression ; la respiration oppressée.

Émétique purgatif ; une mixtion cathartique d'infusion de séné avec des sels.

7 novembre. L'émétique fut rendu
sans effet, et le malade eut des frissons
vers neuf heures du soir ; la mixtion purgative resta dans le corps et produisit plusieurs selles abondantes ; la tête était légèrement affectée, les yeux plus animés et
d'une blancheur perlée, les joues pâles, la

langue blanche comme du papier. Le pouls donnait soixante-dix pulsations et était régulier; les intestins détendus ; l'urine peu abondante.

Calomel, nitre et opium toutes les deux heures; des fomentations aux plus basses extrémités, et des frictions avec de l'huile camphrée.

Le soir , la peau au-dessus de la chaleur naturelle; lassitude et langueur; vomissemens abondans à une heure; en même temps par en bas une copieuse évacuation de couleur noire.

Calomel et opium.

8 novembre. Les intestins bien évacués pendant la nuit; les gencives enflées , mais sans salivation ; la langue blanche, humide et couverte d'une écume blanchâtre et visqueuse; la fièvre continue; les joues d'une rougeur foncée ; la tête libre; le pouls à soixante-dix; la peau ardente.

Camphre, calomel et opium en fortes doses.

A minuit, vomissemens fatigans jusqu'au matin; la matière rendue, brune et
visqueuse; la chaleur de la surface au dessus du naturel; les pieds froids; la peau
molle; le pouls quatre-vingt, et faible;
l'abdomen non douloureux à la pression;
l'œil morne et souffrant.

Un vésicatoire à la région épigastrique
et un autre à la nuque du col; des médecines répétées, un peu de vin; le corps
frotté avec de l'huile camphrée.

Le soir, point de mieux; les vésicatoires
n'opérant point, bains de pieds, frictions
à répéter.

9 novembre. Passé une mauvaise nuit;
violent délire, et trois évacuations noires
et aqueuses; l'air souffrant; la tête libre;
une augmentation de douleurs aux extrémités; les jambes froides; l'abdomen pénible à la pression; la respiration opres-
sée; pouls soixante-dix et faible; impossible de sentir l'artère temporale.

Tandis que je rédige ce rapport, le malade devient plus inquiet ; le pouls à peine est perceptible au poignet ; se plaignant de douleur dans l'estomac ; vomissement noir.

Médecines répétées ; une potion purgative de teinture de myrrhe et d'aloès, des vésicatoires au gras des jambes, du vin en petite quantité.

Le soir, pouls non perceptible ; vomi fréquemment depuis le matin ; les extrémités entièrement froides ; une selle noire comme de l'encre, à trois heures.

10 novembre. Le pouls perceptible, mais faible ; délire ; le froid des extrémités gagnant les parties supérieures fortement sensibles à la douleur causée par les vésicatoires ; pétéchies se manifestant sur tout le corps.

Vin à volonté.

Le 11 novembre, pouls non perceptible ; peau jaune ; extrémités froides ; sueurs colliquatives.

Mort à minuit.

DISSECTION.

Thorax. Les poumons consommés ; le péricarde contient peu ou point de fluide ; le cœur jaune ; quelques sérosités sanguines dans l'auricule et le ventricule gauche ; l'auricule et le ventricule droit vides. Abdomen. Le diaphragme jaune, le foie de grandeur naturelle, mais dur et contenant une grande quantité de grumeaux de sang ; la vessie du fiel tendue, et contenant de la bile noire ; l'estomac extrêmement enflammé et couvert d'une matière visqueuse près de l'orifice cardiaque ; le duodénum brun au dehors, plus noir intérieurement et contenant une quantité de fluide ressemblant à un vomissement noir ; le jéjunum en partie gangrené et montrant des intersections en trois points, deux à cinq pouces l'un de l'autre ; la troisième distante d'un pied des deux autres ; le jéjunum contenant quelques excrémens mêlés avec une matière qui ressemblait à un vomissement noir ; l'ilion en partie gangréné ; le cœcum brun à l'extrémité, et contenant des excrémens qui avaient quelque consistance ; le colon tendu par l'air, et inclinant dans plusieurs de ses parties à un état de gangrène, l'omentum et le mésentère jaune ; les reins et le pancréas naturels, l'aorte vide et d'une teinte jaune dans l'intérieur, les veines caves distendues par l'air ; peu de sang, la membrane cellulaire jaune sur tout le corps.

DIXIÈME CAS.

Mademoiselle Peri, jeune fille de vingt ans, fut attaquée de la fièvre le 11 octobre. Je fus la voir peu d'heures après l'attaque ; grand mal de tête vers les tempes qui alla toujours en croissant ; l'air abattu, les joues enluminées, la langue très-chargée, une soif insatiable et des envies de vomir ; la peau sèche et froide, l'abdomen douloureux, et une sensation inexprimable de malaise au scrobicule du cœur. Les extrémités inférieures très-douloureuses.

Je lui fis tirer du bras deux livres et demie de sang, et j'ordonnai un cathartique de calomel et de jalap, des fomentations aux extrémités inférieures.

Le soir, le mal de tête et les douleurs disparurent ; la dyspnée augmenta ; j'ouvris la veine ; mais il n'en avait pas été extrait plus de cinq onces lorsque la malade s'évanouit.

10 novembre. J'appris qu'elle avait passé une mauvaise nuit ; elle était inquiète ; les intestins furent bien évacués pendant la nuit ; les selles noires ; l'aspect de la malade n'était point amélioré, les yeux plus enflammés, la langue blanche, la soif diminuée ; la douleur au scrobicule du cœur continuant ; l'abdomen sensible à la pression ; l'urine peu abondante ; les symptômes de dyspnée plutôt augmentés que diminués.

Autre saignée qui était déjà d'une livre et demie, lorsque survint une syncope; des pilules composées de calomel, d'antimoine et d'opium; toutes les deux heures des liqueurs effervescentes avec de la liqueur ammoniaque acétatée.

Le soir, fièvre fortement augmentée et la dyspnée entièrement dissipée; pédiluves.

13 novembre. La malade passa une bonne nuit. Copieuse sueur suivie d'un bain de pieds, et elle dormit long-temps. Elle eut une fois mal d'estomac pendant la nuit; l'air de son visage ne présageait rien de bon.

Les pilules répétées, du bouillon et du vin en petite quantité; friction du corps avec de l'huile camphrée; pédiluves.

Le soir la malade était mieux, elle avait un peu dormi; les gencives étaient douloureuses; un léger ptyalisme.

14 novembre. Passé une bonne nuit; le ptyalisme augmenté; l'aspect meilleur; les esprits animés; la langue bonne, et la

soif disparue ; les intestins libres, et les selles naturelles ; la peau ardente ; quelques légères nausées à l'estomac.

De petites doses de nitre, d'antimoine, d'opium, avec des drogues effervescentes.

15 novembre. Continuation d'amélioration ; ptyalisme |considérable ; momens de violentes agitations, mais le plus souvent sans malaise ; le pouls bon ; se plaignant beaucoup de la chaleur de la peau.

16 novembre. Plusieurs selles copieuses et féculentes pendant le cours de la dernière nuit ; la chaleur de la peau diminuée ; moiteur générale de la surface.

17 novembre. Elle entra en convalescence.

CHAPITRE VI.

Symptômes de la fièvre jaune, comme elle se manifeste dans les tempéramens nerveux ou séreux.

Je vais maintenant décrire une autre variété ou forme de cette maladie, qui diffère, sous plusieurs rapports, de celle que je viens d'analyser; j'ai cru devoir adopter cette classification pour plus de brièveté, et parce que je suis convaincu qu'on peut comprendre, sous ces deux points de vue, tout ce qu'il est nécessaire de dire sur la fièvre jaune.

La seconde forme sous laquelle se présente la fièvre jaune est sans contredit la plus commune et la plus dangereuse; dès son principe elle est essentiellement caractérisée par le défaut de chaleur naturelle, par une extrême sensibilité, et par un affaissement soudain qui se manifeste dans tout le corps : le malade qui, la minute d'auparavant, jouissait de la meilleure santé se trouve, l'instant d'après, frappé par quelque pouvoir inconnu qui le prive de toute son énergie, le change en un cadavre vivant, et le marque du sceau des tombeaux ; il ressemble à une plante flétrie, dépouillée de tous les signes caractéristiques de sève et de vie, tandis que la tige conserve encore un degré de fraîcheur suffisant, pour nous assurer de la nature du mal. Dans ces cas, sans aucun indice précédent, l'individu est subitement attaqué du mal avec tant de violence qu'il est forcé de se jeter sur le lit ; sans qu'on le questionne sur son état, il est incapable d'en donner une analyse raisonnée ; et les médecins trouvent souvent difficile de tirer quelques inductions des mots confus par lesquels seuls le malade dénote qu'il entend les questions qui lui sont faites. Il est en général au moment de l'attaque, inquiet, de mauvaise humeur et tremblant de froid; les frissons sont ordinairement légers, quelquefois ils n'existent que pendant quelques minutes, mais le plus souvent ils cessent après la troisième ou cinquième heure. Il n'existe point de symptômes de fièvre actuelle; la langue est bonne, la peau froide et sèche, les yeux rouges comme du sang, la contenance stupide et comateuse; le mal de tête et les douleurs dans les extrémités ne tardent pas à se manifester; à mesure que leur violence s'accroît, les frissons diminuent; survient ensuite une chaleur fébrile qui n'est pas excessive, mais très-aigüe; elle se manifeste d'abord dans la tête, et finit par s'étendre à tout le corps; quoiqu'en général les maux de tête ne soient pas violens, elle est néanmoins très-embarrassée, et les facultés intellectuelles sont plus ou moins altérées. Le malade secoue quelquefois la tête involontairement; mais si quelques autres tentent de la faire mouvoir, il montre une grande irritabilité, comme si cela lui causait de l'étonnement et de la douleur. Le visage est presque toujours d'une pâleur mortelle, à l'exception des joues qui sont souvent d'un rouge foncé; et, selon moi, ce symptôme est un des plus fâcheux de la maladie, lorsque ces mêmes parties de la figure sont pâles. La physionomie est quelquefois triste et morose, quelquefois pâle et abattue; son expression est morne et indicative de quelque mal intérieur; l'œil varie très-souvent; il est fréquemment rouge et douloureux, impatient de la lumière, aqueux et brillant, paraissant dans son état naturel, mais se mouvant difficilement; blanc et souffrant: dans quelques cas la conjonctive prend une teinte bleuâtre, elle est surchargée de vaisseaux bleus, tandis que la cornée est aqueuse et brillante: cet œil est effrayant à voir, et indique la malignité de la maladie. Les sourcils sont fréquemment contractés, les lèvres pâles, quelquefois

le contraire ; la bouche est sèche et brûlante, la respiration l'est aussi, au point
de ressembler à l'effet d'une fournaise
éloignée ; ou pâteuse, humide et froide ;
la langue est bonne pendant les premières
sept ou huit heures, mais en général après
cette période elle devient blanche. Elle
paraît quelquefois altérée au point de faire
croire, à une personne qui n'aurait jamais
auparavant rien vu de pareil, qu'on l'a
frottée avec un caustique lunaire ; elle
est quelquefois rouge et visqueuse, brune,
sèche et légèrement chargée ; blanche et
couverte de taches qui ressemblent à des
pétéchies ; rude, épaisse et gonflée. J'ai
vu un cas où une moitié de la langue
était bleue, comme si elle eût été gangrenée ; l'autre moitié rouge. L'homme se rétablit : c'était un malade de San-Juan-de-
Dios à Cadix. La langue est quelquefois
si rude et si sèche, qu'il se forme des fentes
profondes dans plusieurs de ses parties, et
elle saigne abondamment ; la soif n'est pas

forte dans le commencement, elle l'est même rarement dans les périodes avancées, particulièrement dans les maladies qui se terminent d'une manière fâcheuse; la peau est ordinairement au dessous de la température naturelle, sèche et épaisse; elle est quelquefois molle, humide et huileuse. La température des extrémités inférieures est le plus souvent au dessous de celle du tronc; les pieds sont fréquemment froids; le pouls est lent et contracté, quelquefois irrégulier; la proportion est entre 80 et 90 pulsations par minute; l'estomac est habituellement irritable; la matière rejetée est ordinairement d'une nature aqueuse et huileuse, ou d'une consistance gluante dans les premières périodes; dans celles qui suivent elle est noire et troublée. Quoique le vomissement soit un des symptômes ordinaires, il n'existe pas toujours: la maladie se termine souvent d'une manière funeste, sans qu'il paraisse; mais il est rare qu'il n'y ait point de nausées. Le malade se plaint souvent de poids et de pesanteur d'estomac, que les Espagnols appellent fatigues. L'abdomen est tendu et douloureux; la douleur est en général légère, mais susceptible d'être rendue aiguë par la pression. Les selles déposent un sédiment noir et graveleux, mais sont rarement ou ne sont même jamais féculentes ; quelquefois aqueuses, en petite quantité ; fréquemment mêlées de substances qui n'ont point de consistance, et qui paraissent des abrasions provenant de l'intérieur des intestins. Les écoulemens urinaires sont très-irréguliers, quelquefois rares et très-colorés, souvent entièrement suspendus. A mesure que la maladie fait des progrès, le pouls disparaît souvent au poignet, le vomissement paraît, et couleur de café ; le malade pousse quelquefois des cris violens; quelquefois le corps se couvre en entier de pétéchies; les glandes parotides s'agrandissent en quelques occasions. Si ces symptômes continuent et augmentent, la vie s'éteint le quatrième ou cinquième jour ; mais quelquefois beaucoup plus tard.

Les symptômes qui viennent d'être énumérés marquent ordinairement cette maladie destructive ; ils sont susceptibles de changer pour diverses causes; mais presque toujours, il y a le premier jour inquiétude, manque d'énergie vasculaire, défaut de chaleur vitale, surface sèche et resserrée, angoisse inexplicable à l'estomac, suspension particulière ou totale de toutes les secrétions et excrétions, nausées ou vomissemens; une physionomie totalement différente de son aspect ordinaire, avec une expression particulière de souffrance; léger mal de tête et froid aux extrémités. Ces symptômes continuent deux jours au plus; et, lorsque la maladie est mortelle, ils sont enfin remplacés par un vomissement noir, des éructations de vents de l'estomac, des hoquets fréquens, et la mort.

Je ne peux pas dire que j'aie observé de changemens périodiques pendant les premiers jours ; mais le troisième, le cinquième ou le septième, où il survenait une très-forte chaleur fébrile, on a vu plus, un abattement promptement suivi de la mort.

Le premier changement perceptible dans la condition de ceux qui étaient assez heureux pour guérir était une augmentation de chaleur naturelle, une accession de fièvre vers le troisième, cinquième ou septième jour, un changement en bien dans l'expression de la physionomie ; si le malade avait jeté des cris par intervalles, ils diminuaient ou cessaient alors. Ces changemens survenaient ordinairement dans ceux dont les systèmes avaient été rapidement saturés de mercure, et le cours de la maladie pendant cette période, et celle de la convalescence ressemblait beaucoup à ce qui a été dit relativement à la forme inflammatoire de la maladie.

Une circonstance très-remarquable dans

plusieurs cas, c'est que, quoiqu'il fût impossible d'exciter par quelque effort que
ce fût l'attention du malade, ou de l'en-
gager à lever la tête de dessus l'oreiller ,
néanmoins, aussitôt qu'il sentait le desir
de vider ses intestins, il sautait tout à coup
hors du lit, allait en vacillant à la chaise
percée , et, après avoir rempli son objet,
revenait se mettre au lit, où il retombait
dans le même état léthargique : il est à
observer que quoique la surface du corps
fût sensible aux stimulans ordinaires (par
exemple à l'irritation d'une mouche), les
vésicatoires produisaient rarement quelque impression sur lui dans les périodes
avancées.

Lorsque le système déplétoire de traitement n'était pas suffisamment mis en
pratique pendant les premières périodes
de la fièvre jaune sous toutes ses formes,
si elle devait se terminer favorablement,
on apercevait le troisième ou quatrième
jour que la conjonctive devenait d'un

jaune luisant; il en était de même du col et de la poitrine ; cette teinte se répandait graduellement sur tout le corps, et devenait plus luisante à mesure que le malade avançait vers sa convalescence. Lorsqu'au contraire elle devait avoir une issue fatale, la peau prenait une couleur plombée vers la fin du second jour, ou au commencement du troisième, quelquefois plus tard, si la maladie était lente dans sa marche. Cela était rare lorsqu'on soignait convenablement les évacuations; alors on ne remarquait point de teinte jaune sur tout le corps du plus grand nombre des malades; elle ne se voyait que dans la conjonctive seule. Il était rare qu'il y eût une crise distincte, lorsque la maladie était activement traitée; le commencement de la salivation indiquait la diminution de la fièvre : mais lorsqu'elle était abandonnée à la nature ou traitée d'après un plan qui n'était que palliatif, les périodes critiques étaient marquées par des évacuations copieuses, c'est-à-dire par des hémorragies du nez, de la bouche, de l'anus, de la vessie, du vagin, etc., ou par d'abondantes évacuations féculentes, des sueurs, des urines hypostatiques.

CHAPITRE VII.

Traitement de la fièvre jaune, telle qu'elle se manifeste dans le tempérament nerveux ou séreux.

JE suis forcé de reconnaître que ma manière de traiter en pareil cas cette maladie, surtout lorsque je l'entrepris pour la première fois, fut loin de réussir comme je l'aurais désiré; mais, en même temps, j'ai la satisfaction de pouvoir dire que j'obtins néanmoins sous ce rapport plus de succès que les médecins espagnols. Par suite de l'extrême malignité de la maladie et du défaut de moyens qui m'auraient probablement servi pour la combattre victorieusement, j'eus souvent la mortification de voir mes malades mourir en dépit de tous mes efforts pour les sauver. Chez la plupart des malades, chaque heure aggravait les symptômes et ne laissait pas un moment d'espoir depuis le moment de l'attaque jusqu'à celui où elle se terminait d'une manière fatale; tandis que chez d'autres, au grand déplaisir du médecin, il n'était pas rare de trouver le soir dans un état entièrement désespéré, celui qui le matin même avait donné tout espoir d'amendement.Outre les malades de cette espèce que j'eus à traiter, j'eus de fréquentes occasions de voir comment on opérait en pareil cas aux hôpitaux de Xerès, de Cadix, et je puis assurer, sans crainte d'être contredit, que sur plus de cent individus attaqués de ce mal et qui furent traités par les médecins espagnols, aucun n'en échappa. Quoique cela puisse paraître exagéré, les médecins espagnols ne me démentirent point; je ne fais mention de ce fait que pour démontrer à quel point la maladie était au-dessus de tous les moyens curatifs de la médecine.

A l'égard des premiers malades que

j'eus à traiter, j'essayai sans succès d'employer les saignées, les purgations, les fomentations avec des huiles chaudes, les antimoniaux et les vésicatoires; voyant à la fin que tous les autres remèdes étaient sans effet, j'eus recours aux émétiques, et c'est principalement à eux que je suis porté à attribuer la guérison du petit nombre de ceux qui ne succombèrent point à la maladie.

Quant au mode général de traitement, je recommanderais que le premier jour on plaçât sans retard le malade dans un bain chaud pour y rester jusqu'à ce que le corps fût complétement échauffé, ou, pour m'exprimer autrement, jusqu'à ce qu'il éprouvât une espèce de fièvre artificielle; il faudrait ensuite le frotter jusqu'à ce qu'il fût sec, et quand il serait au lit le couvrir plus qu'à l'ordinaire. Si, lorsqu'il a été au lit pendant une demi-heure, il survient une réaction, je conseillerais de lui tirer une petite quantité de sang; mais si le froid le reprend, je me bornerais seulement à répéter le bain. Il faudrait lui donner ensuite de l'émétique; après cela je conseillerais de faire prendre au malade du sulfate d'hydrargire, ou turbith minéral, et de l'ipécacuana, dans la proportion de six grains du premier et de cinq du dernier; l'estomac en serait très-soulagé, et je recommanderais ce remède de préférence à tout autre. Après l'opération de l'émétique, il faudrait faire prendre au malade, toutes les deux heures, en forme de pilules, du calomel et de la poudre de James dans la proportion de cinq grains du premier ingrédient et de trois du dernier, pour tenir les pores de la peau ouverts, les intestins libres; et, pour empêcher que le système soit affecté, il serait également utile de raser la tête et d'appliquer des vésicatoires aux tempes et à la nuque du cou, tandis que la fraîcheur de la tête serait entretenue par des applications froides. Lorsqu'il y a beaucoup de sécheresse et de constriction à la peau, il serait utile de la frotter avec des huiles chaudes. Les pédiluves et les fomentations sont toujours employés avec avantage. On peut aussi avoir recours à l'opium, au camphre et à l'ammoniaque. Lorsque les forces sont très-diminuées, la liqueur d'ammoniaque acétatée, les potions effervescentes, le vin et les acides minéraux peuvent, selon les circonstances, être mis en usage; mais les émétiques sont, en pareilles circonstances, les remèdes dans lesquels nous pouvons avoir le plus de confiance. Dans deux cas désespérés, j'essayai de faire prendre une faible solution d'argent nitreux pour arrèter un violent hoquet, et mon objet fut rempli. Néanmoins, les malades moururent; mais comme le remède arrêta le hoquet et procura du repos, j'ai jugé convenable d'en faire mention comme pouvant en pareille occasion être mis en usage sans inconvénient.

L'épidémie avait presque entièrement

cessé avant qu'il me vînt dans la pensée de
faire l'essai des émétiques ; mais leur résultat dans les circonstances où il en fut fait
usage, me donne toute raison de croire
que ce sera un remède inappréciable pour
la guérison de la fièvre jaune. Je les em-
ployai dans sept cas différens, dans lesquels, sans exception, ils produisirent de
copieux vomissemens visqueux, immédiatement suivis du soulagement de la douleur
précordiale. Je répétai en général la même
opération trois ou quatre fois dans le cours
de vingt-quatre heures ; et sur sept qui
furent traités de cette manière, il n'en
mourut qu'un seul.

Dans la maladie d'une jeune femme
nommée Domingo Mihio, où je fis administrer dès le principe un émétique, composé de sulfate d'hydrargire, la maladie
fut sur-le-champ arrêtée, et elle était con-
valescente le second jour. Je recommande
donc fortement de faire toujours l'épreuve
de ce remède dans la fièvre jaune, car je

suis porté à croire, et cette opinion est fondée sur une observation pratique, que le vomissement vienne spontanément ou qu'il soit excité par un remède, il est extrêmement avantageux dans les premières périodes de la maladie. Pendant toute la durée de la fièvre jaune, surtout sous sa seconde forme, l'estomac paraît être l'organe le plus essentiellement affecté ; par cela même, il est évident qu'il devient aussi urgent qu'indispensable de le dégager sans délai de la partie noire et putride qui l'oppresse, avant qu'elle ne gagne le système par la voie de l'absorption.

En faisant à propos usage des émétiques, je fus assez heureux pour conserver la très-précieuse vie de M. Mitchell, de la maison Gordon et compagnie, à Xerès. La maladie était une des plus dangereuses que j'aie jamais vue, et il fut sauvé en prenant constamment des vomitifs pendant plusieurs heures. L'évacuation fut d'abord spontanée et d'une couleur légèrement verdâtre, qui bientôt prit une teinte plus foncée; les glandes parotides acquirent rapidement une grande extension, et la peau prit une couleur plombée. Alors je recommençai l'usage des émétiques, et les répétai par intervalles de six heures, jusqu'à ce que l'estomac fût dégagé d'une grande quantité de fluide de couleur noire; les intestins furent entretenus ouverts par le calomel donné à forte dose, qui affecta promptement le système, et il ne parut plus ensuite de symptômes fâcheux, excepté une rétention d'urine, qui fut aisément dissipée par les bains chauds.

La liqueur noirâtre qui est souvent repoussée de l'estomac pendant cette fièvre, ne constitue pas strictement ce que l'on entend par le vomissement noir. Le premier est un fluide visqueux demi-transparent; le dernier ressemble ordinairement à du marc de café, et se voit rarement, excepté dans les derniers périodes de la maladie.

TABLEAU des admissions, sorties et morts, des malades de la fièvre jaune, dans l'hôpital de Siguenza à Xerès, depuis le 21 août jusqu'au 21 novembre 1820.

Admis. 201
Sortis. 75
Morts. 112
Restant à l'hôpital. 16

N. B. Parmi les sortans, il y eut quelques légères maladies et quelques-unes qui n'étaient pas de l'espèce épidémique.

J'entretiendrai maintenant le lecteur des maladies et des dissections de deux personnes attaquées de ce mal.

PREMIER CAS.

Juan Moratele, âgé de treize ans, tomba malade dans la matinée du 7 novembre 1820. Je soignais un malade dans la maison où demeurait cet enfant; et, pendant que j'y étais, j'eus occasion d'examiner son état au moment où le froid commença.

L'œil morne, pesant, un peu enflammé ; la langue blanche ; les lèvres sèches ; la bouche pâteuse ; la peau au dessus de la température naturelle ; le pouls à quatre-vingt - quatre pulsations, plus développé que le matin ; l'estomac malade ; légère douleur de l'abdomen au moment de la pression.

Tiré dix onces de sang ; calomel et opium en se couchant, et fomentations à l'abdomen.

On pourrait mettre en question l'utilité de la saignée dans cette circonstance, sans le secours auxiliaire du bain chaud ; j'y eus recours principalement dans la vue d'augmenter la susceptibilité d'impressions, afin que le calomel pût produire plus d'effet sur le système.

8 novembre. J'appris qu'il avait passé une bonne nuit ; trois selles très - noires, les yeux surchargés de vaisseaux bleus, et éprouvant de la douleur au plus léger mouvement ; point de mal de tête, la lan-

gue blanche et couverte d'écume, les lèvres pâles et sèches, une rougeur circonscrite des joues, la peau rude et sèche au-
dessous de la température naturelle, l'u-
rine en petite quantité, point de douleur
nulle part.

Calomel nitré et opium en forme de
pilules toutes les deux heures, des pédiluves, frictions de la peau avec des huiles
chaudes stimulantes.

Le soir, tendance au coma; l'œil enfoncé et très-enflammé; grand délire; les
pieds froids; des douleurs dans les extrémités les plus inférieures; le pouls libre
et développé, mais sans force; la peau
au-dessous de la chaleur naturelle, sèche,
épaisse; la langue blanche et pâteuse; la
respiration brûlante, l'air égaré, les selles
noires et visqueuses.

On appliqua à trois heures des vésicatoires à la nuque du cou et sur la région épigastrique; mais ils ne firent point d'impression; des fomentations, des frictions, etc.

9 novembre. On me dit qu'il avait bien dormi. Copieuses selles dans la nuit ; coma. A neuf heures, le pouls devient fréquent, les membres froids et mous ; plaintes de douleurs d'estomac ; l'inquiétude et l'irritation commencèrent à se montrer, et il vomit des matières noires.

Le soir, la physionomie devient plus naturelle, la langue rouge sur les bords ; extrême faiblesse ; le pouls sans énergie, développé ; grand délire ; teinte jaunâtre de la conjonctive ; la peau d'une couleur jaune ; de violens hoquets.

Calomel camphré et opium, fomentations à l'abdomen, solution d'argent nitreux.

10 Novembre. Délire et inquiétude extraordinaire pendant la nuit ; fréquens vomissemens de matières noires. Quand on lui demandait où était la douleur, il répondait qu'il n'en avait point, gémissant et criant continuellement. Les cris ne faisaient qu'augmenter. Les extrémités étaient

froides et molles, le pouls non perceptible. Il mourut à quatre heures.

DISSECTION.

J'examinai le corps deux heures après.
Thorax. Les poumons pâles et en bon état;
point de sang dans le cœur; le péricarde
contenait sa quantité ordinaire de fluide.
Abdomen. Le foie était plus dur que naturel et pâle; la vésicule du fiel contenait
une grande quantité de bile noire et visqueuse. L'estomac, tendu par l'air, pâle
à l'extérieur, et plus encore à l'intérieur. Il
contenait une petite quantité de matière
ressemblant à un vomissement noir, et la
surface intérieure était couverte de mu-
cus glutineux qui, disparaissant par l'effet
du frottement, découvrit une surface pâle
et saine, à l'exception d'un petit nombre
de taches rouges à l'orifice cardiaque. Je ne
me rappelle point d'avoir vu, dans les
animaux même saignés à mort, de contenu
abdominal aussi pâle; la vessie était pâle

et tendue par l'urine; l'omentum et tous les intestins pâles et dépourvus de sang, excepté cette partie de l'iléon qui est unie au cœcum, et qui était gangrenée de cinq à six pouces sans aucune marque évidente d'inflammation aux portions contiguës des intestins. L'intérieur des intestins était dans le même état que celui de l'estomac, excepté dans la partie gangrenée couverte de sang caillé. L'aorte et les veines caves étaient dépourvues de sang, et leur intérieur d'une teinte jaune, les premiers surtout.

Je ne puis rendre aucun compte de l'état de la tête; je fus obligé de faire cette dissection promptement, à la dérobée et au hasard d'être surpris par ceux qui m'auraient vraisemblablement très-maltraité, s'ils m'avaient trouvé faisant cette opération. J'agissais à la vérité d'après la permission d'un Français à qui appartenait la maison où mourut le malade; mais l'aversion des Espagnols pour tous les examens de cette espèce est si grande, que je fus obligé d'omettre la fatigante opération d'ouvrir la tête.

DEUXIÈME CAS

Traité par un Médecin Espagnol.

Samuel Martin, âgé de vingt ans, attaqué de la fièvre, fut admis dans l'hôpital San-Juan-de-Dios, à Cadix, le 2 septembre 1820 : front douloureux; langue blanche, humide et chargée ; l'œil rouge et douloureux ; lèvres sèches ; soif ardente ; chaleur modérée à la peau ; les intestins constipés. Le malade déclara que l'attaque avait été soudaine, sans être précédée de frissons. Le second jour, le mal à la tête augmenta : aucun changement dans l'état de l'œil ; le pouls soixante-dix-neuf pulsations, développé et sans force ; l'air inquiet et égaré ; l'estomac irritable ; une inquiétude générale et défaut de sommeil ; légère douleur de l'abdomen ; des selles noires. Le troisième jour, la peau fut resserrée et

rude; les joues d'une rougeur circonscrite;
pouls contracté et quelquefois irrégulier.
Dans la nuit, une selle d'une petite quantité de matière noire et putride; l'urine
en petite quantité et fétide; grande inquiétude; peau d'une couleur jaunâtre.
Le quatrième jour, l'inquiétude augmenta;
la tête fréquemment secouée d'un côté à
l'autre; contenance morne, inquiète et
égarée; langue brune, sèche et rude; le
pouls faible; les extrémités douloureuses;
l'abdomen tendu et douloureux; une sensation intolérable de chaleur au scrobicule
du cœur; peau froide, sèche, blanche et
épaisse; un léger écoulement de sang du
nez et des gencives. Le cinquième jour, un
vomissement âcre; le visage jaune; la conjonctive d'une teinte jaune; le cerveau
troublé et opaque; le pouls intermittent;
l'urine supprimée. Mort le matin du septième jour.

DISSECTION

Faite quatre heures après la mort.

Thorax. Les poumons consommés ; adhésion à la plèvre ; le cœur dépourvu de sang, jaune, et paraissant distendu par l'air ; liqueur du péricarde couleur de sang. L'intérieur de l'aorte légèrement enflammé, et d'une teinte jaunâtre ; l'artère elle-même paraissait contractée ; la veine cave ascendante intérieurement enflammée, dépourvue de sang, et tendue par l'air ; l'estomac un peu tendu par l'air ; une petite quantité de muscosités de couleur verte était inhérente à tout l'intérieur (coat), qui était gangrené vers l'orifice cardiaque ; il ne contenait qu'une petite quantité de fluide qui ressemblait à celle que le malade avait vomie peu de temps avant sa mort. Le foie et la rate en bon état ; la vésicule du fiel n'avait point augmenté de dimension, mais elle contenait de la bile noire un peu plus liquide qu'à l'ordinaire. Le pancréas était gangrené à son extrémité droite, de la largeur d'une pièce d'un franc ; le duodénum contracté en quelques parties ; le cœcum entièrement gangrené ; le colon et le rectum également contractés en plusieurs parties, mais sans aucune apparence d'inflammation dans les portions avoisinant les intestins ; la vessie urinaire tendue et contenant de l'urine ; point de sang dans le cœur, les artères ni les veines : ce qui était probablement le résultat de l'activité consumante qui distingue si particulièrement cette forme de la maladie.

TROISIÈME CAS.

Anna Lopes, âgée de seize ans, fut attaquée de la fièvre dans sa forme la plus concentrée le 15 octobre. Je fus la voir peu d'heures après la période de l'attaque, qui fut soudaine et sans être précédée de frissons. Les sourcils étaient froncés, la physionomie agitée et morose ; joues enlumi-

nées, lèvres pâles, yeux rouges, douloureux et impatiens de la lumière; langue
tirant sur le blanc, soif peu forte, léger
mal de tête, grand dérangement mental,
chaleur de la peau pas plus forte qu'à l'ordinaire; pieds froids; pouls quatre-vingt-
dix pulsations, contracté et irrégulier; abdomen tendu, un peu douloureux; intestins constipés, urine en petite quantité,
point d'irritabilité d'estomac.

Purgation de calomel et de jalap, pédiluves. Le soir, une selle noire et fétide;
là tête souffrante, la chaleur de la surface plus grande que le matin, les pieds
chauds. Saignée à la quantité de quinze
onces, les pédiluves à répéter.

Le 16 octobre, la tête fut dégagée par la
saignée; la malade fut purgée une fois pendant la nuit. Elle fut plusieurs heures dans
un état léthargique. Quand elle s'éveilla,
ses yeux s'ouvrirent et se fermèrent dans
l'instant avec un cri d'impatience. Délire,
l'air égaré et morose, la langue blanche,

bonne ; les lèvres pâles et ridées ; la peau resserrée et sèche ; le pouls marquait quatre-vingts pulsations, était développé ; les pieds froids, les selles noires et aqueuses ; l'urine sécrétée en très-petite quantité ; ni nausées, ni vomissemens.

Calomel, antimoine et opium à continuer ; mixtion camphrée, et liqueur ammoniaque acétatée ; les pédiluves et les fomentations à l'abdomen.

18 octobre. Coma, délire et inquiétude, depuis la veille ; chaleur du corps au dessous du naturel ; pieds froids ; pouls soixante-dix-huit pulsations, libre et sans force.

Pilules à continuer, pédiluves et fomentations à l'abdomen.

Le soir, vomissement noir pendant une heure en petite quantité. L'air de la physionomie est mieux. Pieds froids ; pouls semblable à celui d'une personne en santé ; langue humide.

Calomel, ammoniaque et opium en

forme de pilules, toutes les deux heures, pendant la nuit; vin, eau-de-vie.

19 octobre. Des cris sans interruption, le délire revenu avec violence; selles nombreuses, noires et aqueuses. Les extrémités inférieures continuent à être froides. Pouls comme la veille; urine supprimée, langue bonne, physionomie exprimant inquiétude et souffrance.

Mort le 20 octobre.

QUATRIÈME CAS.

Maria-Bassario Roti, âgée de dix-sept ans, fut attaquée le 16 octobre de la fièvre épidémique. Je visitai cette malade avec Bartholomen de Maria, médecin de l'hôpital civil, qui exprima le désir de voir le mode de traitement que j'employais. En examinant la malade, nous trouvâmes que la maladie n'était pas encore prononcée; les frissons étaient violens. Je lui ordonnai quelques médecines purgatives, et les bains de pieds, dans la vue de rendre la chaleur aux extrémités les plus inférieures qui étaient alors extrêmement froides, et nous fixâmes une heure pour une visite du soir : en conséquence, nous nous réunîmes à l'heure convenue. Les frissons avaient cessé, la chaleur de la surface était au dessus de l'état naturel ; l'œil était pesant, rouge et douloureux, la physionomie troublée, l'abdomen sensible à la pression, l'urine en petite quantité ; le pouls petit, mais élastique. Le docteur pensa qu'en pareil cas, l'usage de la lancette n'était pas admissible ; mais d'après l'assurance que je lui donnai que l'abstraction du sang améliorerait le pouls, il parut impatient d'en voir faire l'expérience. Après que la malade eut perdu environ quatorze onces de sang, le pouls s'éleva, le mal de tête et les douleurs dans les extrémités s'arrêtèrent. Le docteur s'empressa de témoigner sa satisfaction de la prompte amélioration qui suivit en ce moment l'opération de la lancette, et je ne doute pas qu'il n'ait eu depuis d'amples preuves de son utilité en pareil cas.

L'émétique fut donné à la malade.

Le second jour, les symptômes devinrent graves ; le mal de tête ne revint point, mais la peau était sèche et resserrée ; œil rouge , lèvres sèches , langue blanche et sèche ; la soif plus considérable ; l'abdomen était douloureux à la pression ; douleur au scrobicule du cœur ; les pieds un peu au dessous de la température naturelle. Elle poussait des cris à chaque instant. Un grand vésicatoire fut appliqué à la région épigastrique ; l'abdomen fut fomenté, les pédiluves furent employés ; le calomel, antimoine et opium furent administrés à large dose, de manière à affecter promptement le système ; et elle entra en convalescence le septième jour.

CINQUIÈME CAS.

Marie-Rosalie Badedo tomba malade vers le 10 octobre, et fut soignée par le docteur Ribeiro, qui, après un petit nombre de visites, déclara qu'elle ne survivrait point à cette attaque, et en conséquence pria ses amis de se dispenser de continuer à la voir. Lorsque j'examinai la malade, ce qui eut lieu le 12, le pouls était contracté; contenance triste; œil brillant; tête légèrement affectée ; joues rouges ; sourcils froncés; lèvres pâles et sèches ; langue sèche et blanche ; peau sèche ; pieds plus froids que dans leur état naturel.Une douleur légère à la pression de l'abdomen ; douleur au scrobicule du cœur ; selles noires et aqueuses.

Le 13., elle parut plus mal ; la douleur au scrobicule du cœur était grande ; physionomie abattue, morose et souffrante ; peau sèche et resserrée ; pieds froids ; une inquiétude et une irritabilité générales ; le pouls contracté ; l'urine extrêmement rare ; selles peu abondantes et noires.

Calomel, antimoine, camphre et opium ; le bain et les fomentations et frictions de

la surface avec des huiles stimulantes; vésicatoires à la région épigastrique et à la
nuque du cou.

Le 14, la malade était beaucoup mieux;
les symptômes de souffrance avaient dis-
paru pendant la nuit, et elle continua à
prendre les pilules, jusqu'à ce que le système fût affecté. À dater de ce moment,
sa convalescence fut très-rapide.

APPENDICE

Sur l'introduction supposée de la fièvre jaune dans la ville de Xerès de la Frontera, en l'an 1820.

Les médecins Espagnols, en général, et la majorité du peuple croyaient à la doctrine de l'importation ; ils supposaient que la fièvre jaune n'avait pu se montrer dans les villes d'Andalousie, sans l'intervention d'un agent étranger. Par suite de cette idée, toutes les fois qu'une épidémie se manifestait dans les ports de mer, son origine était attribuée à l'introduction de la contagion par une cause intermédiaire quelconque ; ne fît point là-dessus de recherches approfondies : parce que ces bruits, quelque vagues et improbables qu'ils pussent être, lorsqu'ils coïncidaient avec les notions déjà reçues, étaient promptement accueillis dans toute la contrée, et tout le peuple finissait par y ajouter foi ;

tandis que ceux qui auraient été susceptibles de produire un effet contraire étaient
peu ou point accueillis, souvent même ils
étaient repoussés sans la moindre tenta-
tion de connaître s'ils étaient fondés. Lorsque la fièvre jaune se manifesta en 1820,
à Cadix et à Xerès, sans que rien indiquât
la possibilité de son introduction par aucune voie étrangère, cette circonstance
jeta sur ce sujet un jour dont nous devons attendre pour l'avenir un résultat
plus ou moins utile. A cette époque les
bruits en circulation, qui s'accréditèrent
parmi le peuple, furent très-inconsistans
en eux-mêmes, et contraires à l'ordre
naturel des choses; quelques-uns préten-
dirent que la fièvre avait été importée de
Gibraltar par quelques balles de marchandises qui avaient été déposées dans certaines maisons de Xerès; d'autres soute-
naient qu'elle venait de soies introduites
en contrebande à Cadix, pendant la nuit,
et distribuées parmi le peuple dans cette

partie de la ville où l'épidémie avait commencé à se manifester ; tandis qu'un troisième parti soutenait qu'elle avait été importée de Cadix à Xerès, par une femme nommée Jeronima Contreras, qui dit être arrivée dans cette ville le 10 ou le 11 août, et engagée comme servante chez Dona Manuella Rameiro, chez qui elle ne resta que deux jours, par suite de l'indisposition qui lui survint. En sortant de cette maison, elle se rendit à la demeure d'une ancienne amie, nommée Consolation, qui résidait dans une maison appelée Cartuja, à la calle d'Arcos, où elle ne demeura que peu de jours, au bout desquels elle fut transportée à l'hôpital de la Sangra, où elle mourut bientôt après, d'une maladie que son médecin, le docteur Ribeiro, déclara ne point être la fièvre jaune. La maladie s'étant d'abord manifestée dans la maison où cette femme logeait, donna quelque probabilité à l'opinion d'importation par ce canal ; et par suite de l'opinion mani-

festée par le docteur Ribeiro, on nomma
une commission de médecins pour approfondir ce sujet , et savoir si l'avis
du docteur était fondé ou non : on em-
ploya beaucoup de temps à cette recher-
che, sans qu'il fût possible de vérifier si
elle avait été ou non à Cadix pendant le
temps spécifié; je demandai ces détails à
la commission de Santé, qui me les trans-
mit très - poliment de là manière suivante :

« Le 10 ou le 11 août 1820, une jeune
femme nommée Jeronima Contreras, arrivée de Cadix à Xerès, entra comme servante chez Dona Manuella Rameiro, dans
la rue appelée Torneira, où elle était à
peine depuis deux jours, qu'elle eut une
légère attaque de fièvre qui provenait d'un
rhume, et, quoique peu forte, la malade
n'en fut pas moins obligée de quitter la
maison, et d'aller demander un asile à une
de ses amies nommée Consolation, qui résidait dans une maison connue sous le

nom de Cartuja, dans la rue appelée Arcos, et qui la reçut par suite de l'amitié
qui avait existé entre elles, ayant servi
ensemble en qualité de servantes chez Jo-
seph Gaona, alors dans cette ville. Elle demeura chez son amie deux jours; elle y fut
visitée par Maria Roman, dame de quelque
considération, qui lui fit prendre un peu
de soupe pour la faire transpirer, mais
sans effet. D'après le récit de quelques
personnes de la famille, les symptômes les
plus apparens furent une fièvre violente
et aiguë, visage rouge, yeux pesans et
rouges, fréquentes déjections, etc. Comme
elle ne pouvait pas être traitée dans cette
maison, on la transporta à l'hôpital de la
Sangra, où elle mourut le sixième ou le
septième jour de la maladie.

Les 14, 15 et 16 du même mois d'août,
huit personnes vivant dans la même maison de Cartuja, un homme dans la rue
appelée Aocla, n°. 1167, et deux jeunes
personnes de celle d'Omaria, seconde mai-

son à main droite en venant de la rue Arcos, furent attaqués d'une maladie qui , même dans son principe, ne fut point considérée comme fièvre jaune ; sur les huit premières personnes mentionnées , cinq moururent dans l'ordre suivant.

1°. Un le troisième jour : ce fut un jeune homme de vingt à vingt-six ans : symptômes nerveux ; vomissemens de sang qui ne paraissait point corrompu ; des déjections hystériques et claires.

2°. Un homme de trente-six ans mourut entre le sixième et le septième jour, avec des symptômes semblables.

3°. Un vieillard et une femme entre le sixième et le septième jour ; tous les deux sans vomissemens ni symptômes nerveux.

4°. Une jeune fille, âgée de quatorze ans , mourut le quinzième jour ; mais sans avoir manifesté jusqu'au huitième les symptômes de la fièvre jaune.

5°. Le jour qui suivit la mort des trois autres, il y eut une consultation de médecins sur l'état des autres malades, y compris un homme qui vivait dans la place du Marché, et qui, après être tombé malade, quitta la maison Cartuja, où il avait été soigné par un de ses amis. Après quelques momens de délibération de la part des médecins, il fut déclaré par eux que la fièvre était maligne et contagieuse.

On a tenté d'attribuer l'importation de cette maladie contagieuse à quelques marchandises, que l'on dit avoir été déposées dans la maison de Cartuja ; mais cette opinion n'est point fondée, ainsi qu'il résulte des faits suivans.

1°. Le lieu où les marchandises étaient placées, était la chapelle de Desemparados, dans la maison contiguë à celle dans laquelle la maladie avait commencé à se manifester, et dans la calle d'Arcos, maison faisant le coin de celle d'Omaria.

2°. La fièvre ne s'introduisit dans ces trois maisons que plusieurs jours après que la contagion eut été proclamée.

3°. Comme l'homme qui mourut dans la place du Marché était un contrebandier de profession , sa mort fut naturellement imputée à l'influence de ses marchandises ; mais il est beaucoup plus probable que la maladie lui fut communiquée par ses amis malades à qui il avait donné des soins.

4°. Les marchandises furent déplacées et vendues dans le second, troisième et quatrième district de San-Michel, où la fièvre épidémique ne se manifesta que long-temps après que toute la ville eut été déclarée infectée de ce fléau.

Les raisons qui portèrent le public à supposer que la maladie avait été introduite par les marchandises, furent la mort d'un barbier qui vivait dans une rue appelée Francos, et qui mourut le 26 août ; ainsi qu'un domestique de M. Haury, qui tomba malade le 23 août, et mourut le 27. On assure qu'ils étaient liés d'amitié, que l'un rasait l'autre, et que tous deux concoururent au transport et à la vente des marchandises ; mais la première assertion se trouve être fausse. Le domestique de M. Haury était dans l'habitude de se faire raser à la boutique d'un barbier dans la Plazza Plateros, où il avait été peu de jours avant sa mort. La seconde assertion était également improbable, d'après les raisons précitées, et l'observation faite qu'il n'y eut que très-peu de malades dans les maisons où elles avaient été déposées. Il n'y a donc pas de doute que la fièvre jaune n'ait été introduite par la femme, servante qui vivait à Cadix, où elle avait contracté la maladie. Cette ville était la première où la contagion s'était montrée. »

Tel fut le rapport de la commission des médecins, au sujet duquel je dois faire observer que le dernier fait n'est point exact ; car il n'y eut à Cadix de malades de la fièvre jaune, que plusieurs jours après qu'elle se fut manifestée à Xerès.

Le commissaire de la barrière, ou l'officier qui surveillait tout ce qui était relatif à la santé dans ce district, me donna obligeamment les détails suivans.

« Maria Roman, propriétaire de la maison des Chartreux, m'a informé que Jeronima Contreras, âgée de vingt-huit ans, tomba malade le 14 août, dans la maison d'un prêtre de la paroisse appelé Ramino, et qu'ensuite elle se retira dans la maison de Consolation, dans la rue appelée Arcos, d'où après cinq heures de maladie elle fut transportée dans l'hôpital de la Sangra, où elle mourut. »

En comparant les rapports précédens de la commission de Santé, et du commissaire de la barrière, il est évident qu'ils sont complétement contradictoires, et l'un des deux doit être incorrect.

J'ai déjà fait observer qu'il était incertain si cette femme avait été à Cadix ou non, et si je dois ajouter foi à l'assurance qui m'en a été donnée par un monsieur respectable, qu'elle avait précédemment servi, il est plus que probable qu'elle n'y avait point été. Ce monsieur me dit que le 2 d'août, il avait trouvé cette femme dans les rues de Xerès, et que son domestique avait eu une conversation avec elle le 7 du même mois ; en sorte qu'elle n'aurait eu que peu de jours pour aller et revenir de Cadix. Si le fait est vrai, et je n'ai aucune raison de douter de son authenticité, il doit inspirer de fortes présomptions qu'elle n'avait point été à Cadix ; car le voyage, aller et retour, entraîne trop de dépenses pour une personne qu'on pourrait supposer avoir aussi peu de moyens. Il n'est pas non plus probable que les circonstances l'eussent engagée à revenir à Xerès, après un aussi court séjour. En supposant en outre qu'elle eût été réellement à Cadix, il est difficile de concevoir comment elle aurait pu rapporter la maladie d'une ville où elle n'existait point alors ; car la maladie se manifesta à Xerès beaucoup plus tôt qu'à Cadix, le premier malade n'ayant été attaqué dans cette dernière ville que le 19 août, tandis qu'elle fut attaquée de ce mal à Xerès le 15 du même mois.

Les rapports relatifs à cette femme furent si nombreux, vagues et inconsistans, que je me déterminai à tâcher de découvrir moi-même, s'il était possible, la vérité en faisant des recherches. En conséquence, je me rendis à la maison des Chartreux, chez M. Haury le marchand de vins, qui était alors un des membres de la commission de Santé. Cet estimable négociant, à qui j'ai les plus grandes obligations, par ses constantes attentions pour moi pendant mon séjour à Xerès, qui était toujours zélé pour la cause de l'humanité, et surtout de l'assiduité la plus grande et la plus soigneuse pour tout ce qui était relatif à l'état sanitaire de la ville, m'offrit ses services dans cette occasion. Nous fûmes informés que la femme venant de Cadix, vivait dans cette maison depuis vingt-un jours, avant d'être attaquée de

cette maladie ; elle ne fut point la première, nous dit-on, qui fut malade dans
la maison. Il fut constaté que le 19 du
mois d'août, le mari et la femme devinrent
malades, et l'enfant bientôt après ; tous
moururent le même jour, c'est-à-dire le
26 ou 27 du même mois. Peu de jours
avant l'indisposition des personnes dont
je viens de parler, des paysans moururent
dans une rue voisine, qui n'avait aucune
communication avec la maison des Chartreux, et il fut généralement reconnu que
leur maladie était la fièvre jaune. Trois
morts dans une seule maison, à une époque dangereuse de l'année, attirèrent l'attention de la commission de Santé ; et,
comme je l'ai dit précédemment, on nomma pour approfondir cette affaire des médecins, qui déclarèrent que ces malades
avaient été atteints de la fièvre jaune. D'a-
près cela, des gardes environnèrent la maison, dont toutes les communications avec
la ville furent interceptées. Tandis que les

yeux du public étaient attentivement fixés sur l'habitation infectée , la maladie se manifesta tout à coup dans une des rues adjacentes, à la distance de cent verges de l'autre, dans la personne d'un individu qui n'avait eu aucune communication avec la maison infectée, ni avec aucun des membres de la famille où il résidait. On plaça aussitôt une seconde garde autour de la seconde maison ; mais tandis que les militaires étaient ainsi employés à prévenir toute communication avec les personnes malades, une autre personne fut attaquée du même mal dans la grande maison des Chartreux, adjacente à la petite, et on y plaça également des gardes. On assure qu'il n'y avait eu aucune communication entre les deux maisons des Chartreux. Pendant que la sollicitude de la ville était dirigée sur le siége du mal, une autre personne tomba soudainement malade à la distance d'un mille, dans la maison de M. Haury, et on était tellement porté à croire à la propagation de l'épidémie par les communications, qu'on fit sur-le-champ une enquête pour constater si dans les derniers temps le domestique s'était occupé ou non de contrebande; mais tandis que ce malade était ainsi l'objet des recherches, le mal se manifesta de nouveau à une distance éloignée, environ à un quart de mille de la maison de M. Haury, en suivant en ligne directe de l'Est à l'Ouest. Les maladies aux points extrêmes commencèrent à se multiplier; l'inutilité des gardes fut alors reconnue; la fièvre se propagea rapidement dans les lieux où elle s'était manifestée, et continua à exercer sans relâche ses ravages pendant la saison épidémique, en prenant sur tout à l'extrémité Est un caractère plus malin, et d'une espèce plus dangereuse qu'on ne l'avait vu jusqu'alors; car peu de ceux qui en furent attaqués purent y échapper.

Il arriva souvent, pendant que l'épidémie était dans toute son activité, que les rues dans lesquelles il n'y avait point de malades de la fièvre jaune, furent entourées de tous côtés d'autres rues qui en étaient infectées, et que cependant il n'y eut point de malades, quoique les familles qui les habitaient ne prissent aucune précaution pour se garantir de ce fléau. Il serait difficile de découvrir à quoi peut être attribuée cette différence extraordinaire dans la nature de la maladie, les maisons étant construites et aérées de la même manière.

D'après ce que j'ai pu recueillir de quelques-uns des anciens et respectables habitans de Xerès, qui avaient vu les différentes épidémies depuis 1800, il paraît que la maladie, qui dans son principe observe en général un cours direct, était influencée, à ce que l'on présume, par des vents particuliers (le vent d'Est plus que tout autre) qui transportaient ces maladies sur certains points, et y produisaient la mortalité ; mais le nombre des personnes ainsi attaquées surpassa de beaucoup celui des autres parties infectées de la ville, tandis que les rues environnant la sphère de la maladie continuèrent à être préservées de l'impression de l'épidémie pendant tout son cours.

Cela ferait supposer que son influence émane de quelques points particuliers de la terre, qu'elle agit puissamment sur certaines parties, provoquant chez certaines personnes, d'après son extrême degré de concentration, une maladie d'une nature assez maligne pour différer même matériellement de celle qui, en d'autres lieux, est produite par la même cause excitante, mais assez modifiée dans sa nature pour donner à l'une des propriétés essentielles dont l'autre est totalement destituée. Ce fut ce qui arriva d'une manière frappante dans un petit nombre de rues de Xerès, pendant les ravages de l'épidémie en 1820, où, dans cette maladie bien prononcée, aucun mode de traitement ne parut produire de forte impression, les malades mourant habituellement peu d'heures après avoir été attaqués de la maladie.

Il est essentiel de remarquer ici que, d'après les nombreuses épidémies dont cette ville a été affectée à plusieurs époques, et celle qui parut en 1820, sans qu'il fût possible d'en expliquer le motif, quelques personnes de Xerès imaginèrent que cette maladie, qui était dans les premiers temps d'origine étrangère, était alors devenue l'ennemie inhérente de la contrée, développant occasionellement son activité d'après les causes locales et atmosphériques, prenant un caractère plus ou moins malin, selon la nature et la cause prédisposante. Cette supposition avait dans les derniers temps été adoptée par des personnes éclairées, et avait ensuite gagné la populace, toujours susceptible de céder aux préventions.

Néanmoins, la séclusion complète et la salubrité des localités ne furent point dans les derniers temps considérées comme des sauve-gardes ; la grandeur de l'espace et la ventilation, pendant l'épidémie en question, parurent avoir eu des résultats plus utiles ; car il y eut très-peu de malades dans les rues et les places spacieuses, malgré leurs rapports habituels avec les parties infectées de la ville. Cependant il n'en fut pas toujours de même ; et, pendant les ravages de la première épidémie, les rues vastes et bien aérées eurent beaucoup à souffrir, et les parties mal aérées furent quelquefois à l'abri de la maladie. Il est un fait très-remarquable, c'est que dans la partie de la ville qui fut la plus affectée dans l'épidémie de 1819, peu de personnes furent malades pendant celle de 1820. On attribue cette circonstance à ce que la population survivante avait eu la maladie pendant la précédente épidémie, et n'était par conséquent point susceptible d'en être attaquée une seconde fois ; mais cette supposition n'était point exacte, car je visitai

plusieurs des maisons, et je me convain-
quis qu'il y en avait très-peu où il se trou-
vât des personnes qui n'eussent jamais
été malades. Je cite ce fait pour prouver
qu'il y a certains lieux placés plus directement que d'autres sous l'influence épidémique; car sur les points extrêmes, de
l'Est à l'Ouest, les maisons les plus sales
et les plus mal aérées furent celles dont
les habitans eurent le plus à souffrir; les
parties centrales les plus fréquentées furent comparativement moins affectées, et
les points adjacens furent presque tous
exempts de fièvre, de manière qu'il n'y
eut qu'un très-petit nombre de malades
à de longs intervalles.

DEMANDES ET RÉPONSES.

Avant mon départ de Xerès, je soumis, par l'entremise de la commission de
Santé, aux observations des médecins de
la ville les questions suivantes pour connaître d'une manière positive quelle était

alors leur opinion relativement à la contagion.

M. Rancel, médecin français, qui avait
été pendant plusieurs années sous-profes-
seur de médecine et de chirurgie au col-
lége de Cadix, fut assez obligeant pour
y répondre.

1º. Si la fièvre jaune est une maladie
importée ; et si elle ne peut venir que de
l'importation : comment expliquer son
apparition en 1820, à Cadix et à Xerès ?

RÉPONSE.

Quoiqu'il ait été dit par quelques mo-
dernes écrivains que depuis trente ans la
fièvre jaune ne s'était point montrée à
Cadix, nous observons cependant que
Lind parle de cette cité comme ayant été
attaquée de cette maladie en septembre
et octobre 1784, Séville en 1649, la
Castille et la Navarre en 1696. Cet intervalle de temps donne lieu de croire que
la maladie était épidémique et importée,

et non endémique, ou d'une origine domestique ; mais ce qui est arrivé à Cadix et à Xerès en 1820 nous porterait
à la regarder comme endémique, parce
que nous n'avons pu trouver aucunes
traces de son introduction d'après des
recherches faites avec le plus grand soin
par les différentes commissions de santé
et principalement par celle de Xerès. Si
nous avons égard à ce que disent plusieurs auteurs sur la cause de cette maladie, nous trouverons qu'ils s'accordent
généralement sur l'opinion que la rareté
des pluies, la chaleur excessive , entre-
mêlée de rosées ou de fréquens brouil-
lards, des passions violentes, des exercices
forcés , l'abus des liqueurs spiritueuses,
et le concours d'autres causes d'une nature semblable, peuvent être considérées
comme prédisposantes. Si en même temps
nous avons égard au résultat des observations et des expériences relatives à l'hydrophobie, la petite vérole et autres ma-

ladies d'une nature semblable qui restent fréquemment assoupies pendant quelque temps dans le système jusqu'à ce qu'une cause puissante les mette en action, nous trouverons que la fièvre jaune n'a pas besoin d'être importée pour pouvoir se montrer dans un grand nombre de villages de la péninsule et particulièrement de l'Andalousie qui, par sa température et les raisons précédemment assignées, est plus susceptible d'en être attaquée que toute autre; les miasmes qui se sont conservés depuis l'année précédente peuvent se reproduire de nouveau et se montrer avec plus ou moins d'activité selon la prédisposition du sujet et l'activité des causes existantes : c'est ainsi que l'on a remarqué que depuis l'an 1800, époque à laquelle cette maladie se manifesta pour la première fois en Andalousie, on a ressenti les années suivantes des attaques plus ou moins fortes sur les différens points où elle s'était montrée à cette période. Tout ce qu'on a dit à ce sujet pourrait tendre à décider la question de savoir si la maladie peut être considérée comme introduite ou épidémique, ou comme endémique et appartenant à la contrée. Néanmoins, outre que ces documens ne donnent point pour résultat des preuves convaincantes, nous pouvons penser qu'il existe plusieurs argumens qu'on peut lui opposer. Ainsi la première question, c'est-à-dire, si la fièvre jaune est définitivement une maladie importée, comment peut-on expliquer son apparition à Xerès ou à Cadix? est un problême d'une solution très-difficile.

2°. Si la maladie est personnellement contagieuse, comment expliquer que les personnes qui ensevelissent les morts, qui blanchissent et mettent en ordre le coucher ou le linge de corps du malade, ou qui occupent la chambre avant qu'elle ait été purifiée, échappent à la maladie et ne soient pas plus susceptibles que les autres d'en ètre attaquées ; tandis qu'on ne peut toucher impunément les couvertures ou tout autre effet mobilier qui a été en contact avec le corps de ceux qui ont été malades de la petite vérole, de la rougeole, ou d'autres plus ordinaires ?

3°. Si la maladie est positivement et personnellement contagieuse, comment se fait-il que des personnes qui portent avec elles la maladie dans un district qui n'en est point attaqué, communiquent rarement, ou presque jamais, la maladie à ceux qui les soignent. Le cas est bien différent dans les maladies reconnues d'une nature contagieuse ; elles se propagent en tous lieux.

4°. Si la maladie prend sa source dans la contagion et n'en a point d'autre, comment arrive-t-il que les personnes qui se sont abstenues de tout commerce avec les autres ont été attaquées de maladie presque dans la même proportion que celles qui n'avaient point gardé la retraite ?

RÉPONSES AUX QUESTIONS
2ᵉ, 3ᵉ et 4ᵉ.

Par maladie contagieuse, on entend celle qui se communique directement ou indirectement par un sujet malade à un autre bien portant. Le mot épidémique, qui est dérivé des mots grecs *épi* et *démos* peuple, signifie une maladie produite par une cause étrangère au lieu où elle se développe et attaquant plusieurs personnes à la fois. Ces deux définitions sont applicables aux autres maladies, outre la fièvre jaune. Par exemple, la petite vérole, avant que l'immortel Jenner n'eût fait la découverte si précieuse de la vaccine, était connue pour être une maladie épidémique, et par conséquent contagieuse; car l'individu qui en avait une fois été attaqué n'était pas susceptible de l'être une seconde, et celui qui n'était point infecté de la maladie ne pouvait la communiquer à d'autres : elle passait directement ou indirectement du malade au bien portant. Mais en même temps qui peut remonter d'une manière satisfaisante à la trace de la première personne qui a contracté la maladie dans une ville, et pourquoi cette personne n'est-elle point attaquée de la maladie avant le printemps, l'été ou le commencement de l'automne? Où a séjourné le virus pendant l'hiver? Comment n'est-il point arrivé que l'individu qui n'avait point eu cette maladie auparavant et qui vivait dans la maison ou le voisinage de la maison d'une personne infectée de ce mal, n'ait point partagé son sort, tandis que d'autres qui demeurent à une distance éloignée de l'individu malade ont contracté son mal ? Pourquoi ceux qui n'avaient jamais eu cette maladie et qui couchaient dans le lit du malade, ou portaient son linge de corps, ne contractaient-ils point la maladie, tandis qu'elle en affectait d'autres qui, cependant, avaient pris les plus grands soins pour s'en préserver ? Que l'on réponde à ces observations, alors nous pourrons donner une solution positive à la deuxième et à la troisième question.

Nous voyons que dans la maladie dont il s'agit, il existe beaucoup de rapports avec la petite vérole et l'hydrophobie, car il est établi par des faits positifs que l'individu mordu par un chien enragé a été dans plusieurs circonstances un long espace de temps sans montrer aucun des symptômes caractéristiques d'hydrophobie. On pourrait alors demander où est placé le poison sans produire ses effets, et pourquoi il se manifeste ensuite sans attendre plus long-temps ? On peut induire de là que la maladie n'affectant point un grand nombre d'individus qui approchent habituellement le malade ou même le soignent, touchent ses habillemens, tandis qu'elle en affecte d'autres qui évitent soigneusement toute communication et prennent les plus grandes précautions pour entretenir la circulation de l'air, elle n'est pas plus contagieuse que la petite vérole. Nous pourrions répondre aux argumens qui seraient tirés de la spécieuse doctrine de l'influence de l'atmosphère, ses variations, la constitution de l'individu, son genre de vie, etc.; mais les mêmes difficultés subsisteront, et par conséquent il nous convient mieux de reconnaître notre ignorance, avec la même ingénuité que nous avouerons notre défaut de connaissance d'un grand nombre de secrets que la nature a soustraits à nos recherches.

5°. Quels sont les signes qui sont supposés devoir servir à distinguer cette maladie de toutes les autres ? La couleur jaune et le vomissement noir se manifestent souvent dans les autres fièvres; il n'en est pas toujours de même de celle-ci; et comme les signes ne se manifestent qu'aux dernières périodes, ils ne peuvent point être considérés comme diagnostiques.

RÉPONSE.

Quoique généralement les auteurs se réunissent pour attribuer à la fièvre jaune les mêmes marques caractéristiques, nous observons néanmoins un grand nombre de ces symptômes dans les autres maladies; et, sans recourir à l'auteur pour en avoir une description complète, nous pouvons dire que la couleur jaune qui lui donne son nom ne se manifeste point chez quelques individus, et qu'on peut souvent l'observer dans les fièvres aiguës d'une autre espèce, surtout si le sujet est en proie à certaines affections de l'âme. Il résulte de là que la couleur jaune n'est point un symptôme distinct de cette maladie. Dans quelques circonstances, le vomissement noir ou jaune peut être considéré comme un symptôme équivoque, et dans d'autres il est fatal. Le vomissement noir de la fièvre jaune ne doit point se confondre avec *l'atrabilaire* de Benett, ni avec le noir d'Hippocrate, ni avec celui que Newton explique à la page 107, en parlant de la fièvre jaune, lorsqu'il dit : *Vomitus materiæ nigricantis instar rob Sambucci (quando nihil aliud quam sanguinis concremati) in acutis lethale signum, in chronicis; vero post quartanam aut hypocondriacas passiones diutius tolerati melioris spei sunt.* Il résulte de là que nous ne pouvons considérer la couleur jaune comme un symptôme diagnostique. Lorsque la couleur du vomissement est foncée et que les évacuations par selles ont quelque consistance, on peut les envisager comme une évacuation critique qui peut annoncer la convalescence du malade comme le font dans les autres maladies les différentes espèces d'évacuations.

6°. N'y a-t-il point certains points ou localités dans chaque lieu où la maladie se manifeste, où elle frappe avec plus de force, produisant des effets aussi extraordinaires que funestes; d'autres où elle est comparativement mitigée et moins fatale? D'où paraît-il que vienne cette différence?

RÉPONSE.

Les miasmes qui se développent sur les points particuliers des habitations malsaines, le peu de ventilation de l'intérieur des maisons, l'accumulation des personnes dans de petites habitations sont en général considérés comme des causes occasionnelles de la fièvre jaune. Nous ne devons donc point être étonnés que dans les lieux où ces miasmes et ce défaut de ventilation existent en partie ou en totalité, les habitans soient attaqués de la maladie dans toute sa violence, tandis que d'autres qui sont à l'abri de toutes ces circonstances n'en sont que légèrement affectés, parce que, dans le dernier cas, les miasmes produits par la fièvre jaune sont privés de la faculté de s'unir avec les exhalaisons et les évaporations de ces parties corrompues.

*Hæc generatim dicta sunt plura quam-
libet qui hic observat, docebit ratio et
experientia.*

Signé, RANCEL.

TABLE

DES MATIÈRES

Contenues dans cet Ouvrage.

Fin de la Table des Matières.